La Toxémie Neurasthénique

LES NEURASTHÉNIES
SONT DES INTOXICATIONS

par

Le Dr Maurice PAGE
MÉDECIN DIRECTEUR
DE L'INSTITUT MÉDICAL DE BELLEVUE

Préface du Dr F. HELME

PARIS
VIGOT FRÈRES, ÉDITEURS
23, PLACE DE L'ÉCOLE-DE-MÉDECINE, 23

1910

LA

TOXÉMIE NEURASTHÉNIQUE

DU MÊME AUTEUR :

Vade-mecum du Praticien (en collaboration avec A. Lucas), 1 vol., Maloine, 1905, 2e édition.

La douleur épigastrique suraiguë. Communication au Congrès de Pau, août 1904.

Le traitement des néphrites par la macération de reins de porc, in *Presse médicale*, 25 novembre 1905.

Un cas curieux d'impulsion à faire des cadeaux (doronmanie) (en collaboration avec le professeur Lemoine) in *Annales médico-psychologiques*, mai-juin 1905.

Les dangers de l'héroïne, in *Tribune médicale*, 1er juillet 1905.

Les troubles digestifs dans leurs rapports avec les troubles nerveux et mentaux, in *Bulletin médical*, 1er décembre 1906.

La syphilis cérébrale héréditaire tardive, in *Tribune médicale*, 1er mai 1909.

Un cas anormal de syphilis cérébrale héréditaire tardive. Communication à la Société médico-psychologique, 25 octobre 1908.

Traitement des maladies nerveuses par un nouvel extrait cérébral agissant comme antitoxine. Communication à l'Académie de Médecine, 30 mars 1909.

Une antitoxine cérébrale, in *Presse médicale*, 21 juillet 1909.

La Toxémie Neurasthénique

LES NEURASTHÉNIES SONT DES INTOXICATIONS

par

Le Dr Maurice PAGE
MÉDECIN DIRECTEUR
DE L'INSTITUT MÉDICAL DE BELLEVUE

Préface du Dr F. HELME

PARIS
VIGOT FRÈRES, ÉDITEURS
23, PLACE DE L'ÉCOLE-DE-MÉDECINE, 23

1910

PRÉFACE

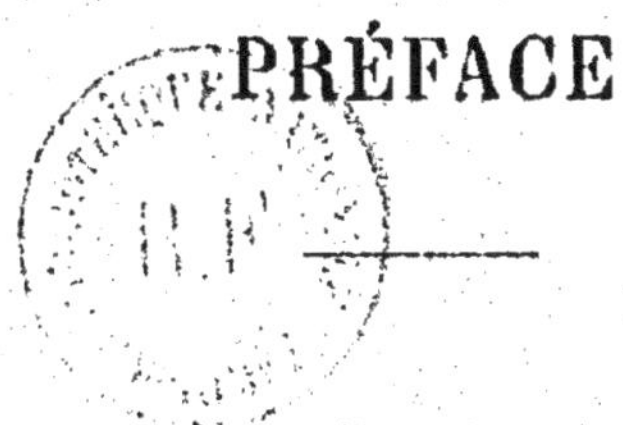

Platon, dont la philosophie élégante s'estompe parfois de touches pessimistes, suppose les hommes enfermés dans une caverne obscure. Ce qu'ils prennent pour la réalité du monde sensible n'en est que le reflet projeté sur le mur de la prison où ils se meuvent en tâtonnant.

L'allégorie célèbre de la caverne longtemps put symboliser nos incertitudes. Des maladies, on connut d'abord les symptômes, qui les premiers tombent sous le sens et sont relativement faciles à percevoir. Puis on découvrit les lésions, et c'était déjà un pas de fait hors de la nuit. Enfin, dans la période moderne, grâce aux découvertes biologiques ou physiologiques, on remonta aux causes. Et alors seulement l'esprit humain sortit du royaume des ombres.

Ainsi, trois étapes en nosologie. La première est celle des symptômes. Elle amorce l'étude d'une affection ; celle-ci est déjà mieux connue lorsqu'on en a fait la description anatomo-pathologique. Mais un mal n'aura conquis sa place à

*

part dans les cadres, il ne sera spécifié nettement que par ses causes.

Or l'étude que j'ai le grand honneur de présenter au public médical a précisément pour objet d'indiquer le pourquoi des troubles neurasthéniques. Et, après ce que je viens de dire, le livre de M. Page a une importance qui ne saurait échapper aux cliniciens français avides de lumière et toujours acharnés à s'évader de la caverne.

Avant lui, la neurasthénie restait spécifiée par les cinq grands signes de Charcot : céphalalgie, adynamie, troubles digestifs, insomnie, modifications de l'état mental, auxquels on ajoutait les changements de la pression artérielle, l'inversion de la température et l'exagération des réflexes. On vivait sur ce schéma, d'abord parce qu'il le fallait bien, ensuite parce que, dans une certaine mesure, il pouvait satisfaire notre besoin de classification. Tous les malades qui présentaient l'ensemble des signes énumérés plus haut étaient catalogués neurasthéniques ou déprimés. En dehors d'eux, il n'y avait pas neurasthénie.

Seulement, où la question s'embrouillait, c'est lorsqu'on entrait dans le champ de la thérapeutique. Avec la même logique, les uns s'adressaient à la médication tonique, les autres aux calmants, alors que tels ou tels recouraient à l'antisepsie ou aux régimes. Le désarroi était si grand, que le clinicien, en formulant ses ordonnances, pouvait presque penser à ce juge dont parle notre grand Rabelais, et qui au hasard solutionnait ses procès par le moyen des dés qu'il puisait dans un sac. On choisissait donc une méthode curative, et si elle ne réussissait pas on passait à la suivante jusqu'à ce que la maladie eût abandonné le malade, ou le malade son médecin. Grâce au très remarquable travail de notre confrère, le thérapeute aura désormais en main le flambeau qui lui permettra de se guider à travers la caverne, et vous allez voir comment.

Qui dit neurasthénique dit intoxiqué, affirme M. Page, et tout le prouve : l'analyse des troubles, les recherches urologiques, les antécédents personnels ou héréditaires. Mais quelles sont les sources de cette intoxication, de cette toxémie, pour préciser davantage ? Suivant notre confrère, il n'y a pas une neurasthénie, mais des états neurasthéniques, c'est-à-dire des syndromes de dépression nerveuse, greffés sur des altérations variées du biochimisme général. Il y a là comme une réaction des centres nerveux en face de causes toxiques, d'origine variable, et plus ou moins complexes. Notre auteur, on le voit, ne fait plus partir le processus du centre, ce n'est plus le cerveau désaxé qui va au loin porter le trouble, ce sont au contraire les grands viscères qui, sabotant leur travail, fournissent des produits défectueux aux neurones, les déséquilibrent et engendrent leurs diverses pannes, — excusez le mot.

Sans doute, pour admettre cette théorie originale et féconde, il faut s'abstraire d'une foule d'idées anciennes. Longtemps nos pères, habitués à la belle ordonnance de la hiérarchie, se plurent à voir dans le cerveau le maître qui régit, coordonne et impose. Tyran mystérieux solidement assis dans son palais cranien, on le montrait envoyant des ordres, bons ou mauvais, mais qui devaient être suivis sans réplique. Et cela cadrait bien avec les idées monarchiques de nos ancêtres; tant il est vrai que les théories scientifiques sont toujours, par quelque côté, le reflet des théories sociales. Pour M. Page, le cerveau, sans rien perdre de sa prépondérance, ne saurait plus avoir ces allures de monarque absolu. Ce qui le prouve bien, au surplus, ce sont les gardes et les défenses dont l'a pourvu la Nature.

Voilà, par exemple, un individu qui se nourrit mal; sur lui pèse la lourde main des fatalités héréditaires, bref, son laboratoire digestif est la source d'une foule de poisons. Avant que ceux-ci n'arrivent aux centres nerveux, ils rencontrent d'abord le foie, sentinelle ingénieuse autant que vigilante. Se trouve-t-elle en défaut, ce sont les cellules qui tâcheront de neutraliser les toxines. Le cerveau est-il envahi, il puisera dans sa propre substance de quoi se défendre contre les maléfices. — L'étude du pouvoir antitoxique des centres nerveux n'a-t-elle pas engendré la sérothérapie du tétanos tout entière ?

Donc, les poisons fabriqués par le tube digestif se heurtent à maintes barrières, avant d'arriver aux centres. Ce n'est qu'après les avoir surmontées que les toxines atteignent ceux-ci et que la neurasthénie s'installe. Voilà déjà une première source. Mais il en est une autre plus importante encore et qui réside dans le système vasculo-glandulaire. Nos glandes externes ou internes sécrètent des substances d'une activité extrême, nous le savons aujourd'hui d'une façon très sûre, puisque certains de leurs produits ont été isolés et même industrialisés.

Supposons que ce système compliqué fasse du sabotage, lui aussi ; — je me sers du mot, car il est commode et d'actualité, hélas ! — Eh bien, là encore nous verrons s'élaborer des poisons qui, les barrières défensives franchies, iront intoxiquer le système cérébral. Regardez ce qui se passe au moment de la ménopause, voire de la grossesse, et vous serez convaincus de l'influence des glandes endocrines sur le biochimisme interne. Au moment où l'enfant devient homme, la symphonie glandulaire présente-t-elle dissonnances ou désaccords, le bâton du chef d'orchestre a-t-il imparfaitement mis en route les exécutants, aussitôt des troubles éclatent. Et le psychisme, reflétant les insuffisances innées ou acquises des sécrétions sexuelles internes ou externes, en restera plus ou moins perturbé. N'est-ce pas à l'occasion de la puberté que s'exagèrent ou éclatent les troubles psychiques de la dégénérescence mentale, phobies, scrupules, obsessions ? Il y a là un moment critique, dit excellemment M. Page, qui est le point de départ ou l'occasion de maintes névroses. Pour ne citer qu'un exemple, n'a-t-on pas rapporté des cas où la fonction menstruelle, irrégulière ou supprimée, entraînait une fatigabilité très grande, une difficulté extrême de tout effort physique, l'essoufflement à la moindre cause, la paresse à exprimer ses sentiments, la lenteur des opérations mentales, bref, le tableau d'une asthénie générale grave ? (Sollier et Chartier). Et M. Page lui-même n'a-t-il pas vu, dans certains cas, l'opothérapie ovarienne provoquer une véritable résurrection de l'énergie physique et intellectuelle ? *Tota mulier in utero,* disaient nos pères. *Totus vir in teste,* pourrions-nous ajouter à notre tour, car ce qui s'applique à un sexe est également vrai pour l'autre.

Obstiné à chercher un substratum causal à la neurasthénie, notre confrère fait peut-être trop bon marché des causes psychiques, émotions tristes, ennuis, déboires, pertes d'argent, etc. Mais c'est là une petite querelle, eu égard aux conséquences fécondes de sa théorie si admirablement ass ise sur la clinique et qu'étayent de longues recherches de laboratoire. Désormais, quand vous serez en face d'un neurasthénique, épluchez-le, comme disaient nos anciens, cherchez la cause de sa toxémie, ici le tube digestif, là les glandes endocrines, et lorsque vous aurez trouvé la source du poison, ce qui devient facile avec M. Page pour guide, vous aurez du coup votre canevas thérapeutique vous ne pataugerez plus dans l'empirisme.

Avant d'écrire ces modestes lignes, je ne connaissais pas l'auteur de ce livre. J'allai donc l'autre matin lui rendre visite dans sa jolie Maison de Santé de Bellevue, tout en haut des coteaux de la Seine. Ayant lu son œuvre, j'avais déjà pour lui estime et sympathie. Mais combien ont grandi ces sentiments, à constater de près l'effort de ce praticien énergique, érudit, et si laborieux! Notre confrère, en effet, est un praticien, rien qu'un praticien. Seulement, n'arrivant pas toujours aux résultats qu'il savait devoir obtenir, il eut le courage de fonder une maison de santé où il accueillerait malades et neurasthéniques ayant besoin d'isolement et d'une thérapeutique spéciale : hydrothérapie, électrothérapie, etc. C'est en analysant heure par heure chaque cas, en poursuivant ses recherches biologiques, qu'il comptait faire œuvre utile, originale. Oh! comme l'événement lui a donné raison. Oh ! comme son exemple devrait être suivi! Cette pratique-là est courante en Allemagne ; grâce à elle, les Suisses nous enlèvent une foule de malades. Pourquoi n'avoir pas l'énergique initiative des étrangers ? L'exemple de M. Page montre qu'avec du courage et de la volonté, le moindre praticien peut arriver au même but. Et c'est sur cet exemple d'heureuse audace que je terminerai.

Au moment où je l'allais quitter, mon confrère voulut bien m'accompagner jusqu'au bord du plateau élevé d'où la vue s'étend, immense, sur Paris. A nos pieds roulait, limoneuse, la Seine, dont les flots irrités venaient lécher les maisons qui émaillent ses rives. Plus au loin, des cheminées d'usines, mêlant aux nuages gros de pluie leurs nuages de fumée, attestaient l'activité de la petite fourmi humaine, toujours courageuse, toujours dressée contre la Nature ennemie. Et comme, suivant la pente de mon esprit, je me demandais, mélancolique, si l'homme serait jamais vainqueur dans la lutte contre les forces mystérieuses de l'Univers, je vis soudain, au-dessus de Montmartre, filtrer, à travers une petite lucarne bleue du ciel, un mince rayon de soleil.

Mon confrère, tout à l'heure, m'avait exposé ses angoisses, maintenant il me disait ses espoirs; et il me semblait que toutes ses idées de foi en l'avenir, de confiance en notre art, étaient symbolisées par le tableau étrange que j'avais sous les yeux. Au début, le chercheur s'avance péniblement, submergé par le doute, contraint d'escalader les ruines du passé. Mais s'il continue son effort malgré le brouillard des théories, s'il a la foi inviciblement, c'est le ciel bleu, c'est le petit rayon qui apparaît, et c'est le succès. Ce succès, je le souhaite durable à M. Page. Il le mérite d'autant mieux que son œuvre est nouvelle et qu'il l'a réalisée tout seul, en dérobant à son labeur professionnel le temps nécessaire pour la mener à bien.

F. Helme.

INTRODUCTION

Le mot « neurasthénie » n'est trop souvent qu'un terme vague, qui sert à désigner toutes les variétés de détraquement, mot par lequel nous voilons souvent notre ignorance et à l'aide duquel nous commettons même quelques erreurs.

La physiologie prouve que le système nerveux ne tire rien de son propre fonds ; il ne crée pas l'énergie qui va servir à entretenir la vie de relations et la vie organique, la vie psychique aussi bien que la vie physique. Il reçoit cette énergie de tous les organes qui peuvent la produire, il l'emmagasine, l'accumule et la distribue en en transformant ce qui lui est nécessaire pour son propre fonctionnement. Tout cela est logique et expérimentalement démontré.

Si, pour une cause quelconque, le système nerveux accumule mal ou distribue mal cette énergie dont il a la garde, cela se traduit par un ensemble de symptômes morbides qu'on est convenu d'appeler « neurasthéniques » et dont l'ensemble constitue la dépression nerveuse, la neurasthénie.

Le syndrome neurasthénique mérite-t-il le nom de maladie ? Non, quant à présent, puisque le terme maladie suppose la connaissance certaine de la cause nécessaire, suffisante et constante qui produit la dépression nerveuse.

La neurasthénie n'est donc jusqu'ici qu'un syndrome ou un ensemble symptomatique. Parmi tous les malades et toutes les maladies il faudra déterminer un certain nombre de signes certains, par quoi se traduira toujours la dépression nerveuse ou neurasthénie et rien qu'elle. Ces signes sont bien connus et décrits depuis longtemps : ils sont pathognomoniques au moins par leur ensemble. Ce sont les cinq stigmates de Charcot : la céphalalgie, l'adynamie, les troubles digestifs, l'insomnie, les modifications de l'état mental, auxquels nous ajoutons, parce qu'aussi constants : les changements de la pression artérielle, l'inversion de la température, l'exagération des réflexes.

Tous les malades qui présentent cet ensemble de signes sont des déprimés, des neurasthéniques ; en dehors de ce cadre il n'y a pas de neurasthénie.

Mais c'est qu'alors notre cadre va contenir non seulement ceux qu'on appelait « les vrais neurasthéniques », mais encore tous ces malades du foie, de l'estomac, de l'utérus, etc., qu'on classait dans les états neurastheniformes ? Pourquoi l'ostracisme qui faisait rejeter de la neurasthénie les états neurastheniformes. Cette distinction ne se faisait qu'artificiellement et en vertu d'idées théoriques ; elle est contraire à la méthode des sciences expérimentales dont procède la médecine et doit être repoussée. En effet, ou bien ces malades présentent les signes que nous avons dit et qui sont caractéristiques de la dépression nerveuse, de la neurasthénie, ou ils ne les présentent pas et il n'y a plus à en parler.

Et ce sont eux précisément qui vont peut-être nous donner la clef du problème que nous cherchons : comment et pourquoi devient-on neurasthénique, quelle est en un mot la pathogénie des états neurasthéniques ?

La difficulté vient de trois causes : 1° de ce que les autopsies des neurasthéniques sont rarissimes; 2° de ce que nos recherches en histologie pathologique du système nerveux sont encore peu avancées; 3° de l'impossibilité des expériences chez les animaux.

Ce travail clinique, basé sur l'observation de 200 neurasthéniques soigneusement et longuement étudiés, nous amène aux conclusions suivantes :

Si nous examinons les « faux neurasthéniques » de certains auteurs, ces gens qui souffrent du foie, des ovaires, de l'estomac, de l'intestin, du cœur, mais qui présentent tous, les signes de la dépression nerveuse ; et si nous nous demandons comment et pourquoi il se fait que ces maladies si diverses arrivent à les rendre tous neurasthéniques, c'est incontestablement parce que ces maladies si différentes peuvent avoir une action toujours la même sur le système nerveux; mais cette action toujours la même ne peut venir que des malades ou des maladies. Pour les malades ce ne peut être qu'une prédisposition, une tare héréditaire. Cette tare héréditaire, j'en doute beaucoup, ne l'ayant trouvée que dans 9 p. 100 des cas.

Je crois absolument que cette action identique qu'ont toutes ces maladies leur vient d'elles-mêmes, et qu'est-ce que cette action identique sinon l'empoisonnement lent de l'organisme ; l'intoxication qui après avoir duré de longues années atteint le système nerveux et produit les symptômes neurasthéniques.

Si nous examinons maintenant tous les prétendus névrosés avec soin, les « vrais neurasthéniques » des auteurs, si nous analysons leur sang, leur urine, leur chimisme stomacal, leurs matières, si nous les interrogeons longuement, patiemment, nous trouvons toujours aussi dans leur examen la preuve qu'ils sont des intoxiqués ; intoxication lente, très lente même, car le système nerveux s'est défendu longtemps avant de succomber, mais intoxication certaine.

Notre conclusion sera que l'état neurasthénique est une chose précise dont le diagnostic doit être fait soigneusement ; qu'il traduit une intoxication lente du système nerveux ; qu'il faut chercher avec soin dans tout l'organisme la cause de cette intoxication qu'on trouve généralement; que le traitement de ces états, en plus de la cause qui est souvent encore actuelle, doit être celui de l'intoxication en général.

Si nous avons pu déterminer à coup sûr que l'intoxication est la cause de la dépression nerveuse, nous pouvons désormais définir la neurasthénie une « maladie produite par l'intoxication lente du système nerveux, qui se manifeste par les symptômes physiques et psychiques de la dépression nerveuse ».

LES NEURASTHÉNIES SONT DES INTOXICATIONS

CHAPITRE PREMIER

DÉFINITION

Mais d'abord qu'est-ce qu'une maladie?

« Les maladies sont des troubles de la santé, considérés dans l'ensemble de leur évolution et par conséquent dans leurs rapports avec la cause qui domine cette évolution (1). » Telles sont la variole, la pneumonie, la syphilis, la diphtérie.

La neurasthénie pouvait-elle répondre aux conditions de cette définition très nette et très précise? Nous ne le pensons pas parce que les causes qui amènent la neurasthénie ont été trouvées très nom-

(1) HALLOPEAU, *Pathologie générale*, 1904.

breuses et très variées. Et c'était déjà l'avis d'un maître éminent, Gilles de la Tourette, quand il disait : « La neurasthénie prise dans son acception la plus générale n'est pas une entité morbide, c'est une réunion d'états (1). » La plupart des auteurs se sont donné beaucoup de mal pour définir la neurasthénie-maladie, et ils n'y sont pas arrivés parce que la neurasthénie n'est pas une maladie.

Cela ne veut pas dire qu'elle n'existe pas, car un fait remarquable à bien préciser « c'est que des causes si variées — nous les étudierons longuement plus tard — provoquent une dépression nerveuse toujours identique, qui se manifeste par des symptômes toujours semblables (2) ».

Le système nerveux n'a donc qu'une seule façon d'être déprimé ; la dépression

(1) Gilles de La Tourette, *les États neurasthéniques*, 1900.

(2) Hartenberg, *Psychologie des neurasthéniques*, 1909.

nerveuse, la neurasthénie n'est qu'un syndrome.

Et comme le dit fort bien Alb. Deschamps : « Il faut remplacer dans l'esprit du médecin comme dans celui des gens du monde une idée fausse, la neurasthénie-névrose, synonyme de tous les détraquements, par une idée juste : l'asthénie, synonyme de perte d'énergie par des causes multiples (1). »

Tous les physiologistes admettent la proposition de Jules Soury : « que le rôle des centres nerveux n'est pas de produire des forces, mais d'en faire varier les points d'application utile ». Le système nerveux ne crée pas, il ne fait qu'accumuler et répartir l'énergie, qui lui est fournie par les différents organes du corps humain. Quand il remplit mal son office d'accumulateur, de répartiteur, on dit que le sujet qui en souffre est neurasthénique.

(1) Alb. Deschamps, *les Maladies de l'énergie*, 1908.

Les états neurasthéniques sont une chose très précise, rendue très vague et très floue par les journaux, la littérature, la mode et même les médecins.

Comment reconnaître les états neurasthéniques parmi toutes les autres affections qui s'en rapprochent plus ou moins ?

Il est bien certain que, entre la santé la plus florissante et l'état neurasthénique indéniable, l'intervalle est facilement comblé par toute une série de cas intermédiaires ; cependant je pense qu'on peut tout de même assigner des bornes, délimiter un cadre qui contiendra les malades dont il s'agit et rien qu'eux.

Bien que je reconnaisse que les symptômes que je vais décrire sont tantôt primitifs, tantôt secondaires, que leur importance n'est jamais absolue, je pense que nous devons leur garder leur dénomination de stigmates déjà employée par Charcot dans leur description et bien caractériser ces stigmates (1) puisqu'ils sont pathognomoniques.

Donc sera neurasthénique tout malade qui présentera peu ou beaucoup les signes pathologiques suivants :

A. *La céphalalgie en casque.* — C'est plus une lourdeur qu'une douleur; elle donne au malade la sensation d'une pression autour du crâne et au moindre effort physique ou intellectuel elle augmente sensiblement. Elle existe surtout le matin au repos, pour s'atténuer généralement pendant les repas, décroître ou cesser dans la soirée ou pendant la nuit.

B. *L'adynamie.* — Elle est tantôt musculaire, tantôt intellectuelle, souvent l'une et l'autre. Elle est surtout accentuée le matin et le sujet se lève courbaturé, plus fatigué qu'à son coucher. « Le malade toujours en imminence de fatigue musculaire (2) » se dérobe à l'effort intellectuel ;

(1) CHARCOT, *Leçons du Mardi*, 1887-88.

(2) DUTIL, *Traité de médecine*, 1905.

lire un journal ou écrire une lettre lui est souvent impossible. Souvent le malade est obligé d'abandonner sa profession. L'adynamie, l'asthénie grave est surtout accentuée chez la femme qui dans ce cas passe son temps au lit, dans l'inactivité absolue.

L'anaphrodisie — adynamie génitale — qui est souvent intense chez l'homme est toujours une de ses préoccupations les plus pénibles.

C. *L'insomnie.* — Le malade sent un besoin impérieux de dormir, il se couche ; ou bien il ne peut pas fermer l'œil et commence à s'agiter, à se retourner dans son lit sans pouvoir dormir de la nuit entière, ou bien il s'endort d'un sommeil lourd qui cesse au bout d'une heure et est suivi d'une agitation physique et psychique insupportables. Démangeaisons, picotements de la peau, inquiétudes dans les membres, contribuent à empêcher le sommeil qui vient quelquefois tout à fait à la fin de la nuit.

D. *Les troubles gastro-intestinaux.* — Ils peuvent aller de la digestion pénible dont l'état général ne souffre pas, jusqu'aux symptômes de la dilatation gastrique telle que l'a décrite le professeur Bouchard ; ils sont par conséquent très variables mais ils existent toujours. Nous les décrirons longuement au chapitre pathogénie, retenons seulement leur présence constante.

E. *L'état mental* est caractérisé par l'impossibilité de l'attention, l'impuissance de la volonté, l'incertitude de la mémoire et la conservation parfaite de l'intelligence.

Les idées de découragement, les préoccupations hypocondriaques, l'anxiété du moi amoindri en apparence irrémédiablement sont la conséquence de cette dépression mentale.

A ces symptômes nous ajouterons les suivants qui nous ont paru constants et par conséquent aussi caractéristiques de la dépression nerveuse authentique :

a) *Les changements de la pression arté-*

rielle, bien décrits par Maurice de Fleury (1) qui sont tantôt un excès de pression et tantôt, beaucoup plus souvent, un abaissement qui diminue aussitôt après le repas mais reprend quelques heures après.

b) *L'exagération des réflexes* pouvant même aller jusqu'au clonus du pied. Ce signe vient d'être signalé par Bernheim (2), avec juste raison; nous l'avions cherché depuis longtemps et presque toujours trouvé plus ou moins accentué, dans 148 cas sur 200 observations.

c) *L'inversion de la température.* — Le professeur Hayem montra dès 1904 que certains troubles de la thermogénèse doivent être rangés parmi les stigmates neurasthéniques.

Dans 81 p. 100 des cas nous avons

(1) MAURICE DE FLEURY, *les Grands Symptômes neurasthéniques.*

(2) BERNHEIM, Conception pathogénique des états neurasthéniques, etc., *Revue de médecine*, 10 avril 1909.

trouvé la température matinale d'un demi-degré au moins plus haute que celle du soir.

Tout malade qui ne présente pas plusieurs des symptômes cardinaux que nous donnons ci-dessus n'est pas un neurasthénique, c'est-à-dire un déprimé du système nerveux, et tous les neurasthéniques, quelle que soit l'origine de leur dépression, peuvent toujours rentrer dans ce cadre symptomatique.

Bien entendu, il s'ajoute un certain nombre d'autres symptômes : vertiges, obsessions, phobies, sueurs soudaines, rachialgie et topoalgies diverses, troubles vaso-moteurs, etc. Mais ces signes sont variables et secondaires et ne feraient qu'embrouiller un tableau clinique qu'il faut à tout prix rendre clair.

Certains auteurs ont la prétention d'exclure du cadre neurasthénique « tous ces états dits neurasthéniques, qui sont sous la dépendance immédiate et continue d'une autre affection évoluant parallèlement à elle (1) ». Mais pourquoi cet ostracisme? nous n'en voyons pas les raisons. Ces malades présentent-ils oui ou non les symptômes neurasthéniques? Si oui, ils sont neurasthéniques. La neurasthénie n'est pas une maladie, c'est un syndrome et tous les malades qui présentent les caractères de ce syndrome seront des neurasthéniques.

(1) LEVILLAIN, *Essais de neurologie clinique*, 1896.

CHAPITRE II

DIAGNOSTIC

Le diagnostic à porter, l'étiquette à apposer sur un malade est pour le médecin une chose essentielle, primordiale, mais à laquelle on ne saurait apporter trop de soins quand il s'agit de maladies nerveuses, où les cadres sont peu nets.

Le mot neurasthénie est employé dans le public para-médical et même médical, avouons-le, véritablement à tort et à travers. Tout individu fatigué, tout névrosé ou même mental, demi-fou ou même fou dont on ignore la vraie maladie ou dont on veut voiler l'avenir est catalogué neurasthénique. De là des erreurs grossières de traitement, de pronostic pour le médecin; des espoirs déçus, des exemples mauvais et torturants pour les vrais neurasthéniques.

Disons tout de suite que tout malade qui ne présente pas à peu près tous les symptômes que nous avons décrits, doit être rayé du cadre neurasthénique. Mais avouons que, même pour le médecin attentif, le diagnostic présente souvent une assez grande difficulté.

Les malades devront être longuement interrogés, auscultés, palpés; il faudra faire l'analyse de leurs urines, de leur sang, de leur suc gastrique, de leurs matières fécales; il faudra s'efforcer de connaître à fond son malade. Des jours, des semaines sont parfois nécessaires pour examiner leur état mental, les voir vivre, agir, penser et différencier leur cas des maladies voisines.

Cyclothymie (1). — Le mot et la chose ont

(1) Nous avons fait de larges emprunts à un

été mis au jour par Kahlbaum (1) qui décrit ainsi « une anomalie psychique consistant en variations continuelles du ton affectif, qui sans cesse passe de l'état d'euphorie avec excitation à l'état de malaise avec dépression et inversement, réalisant ainsi une véritable humeur circulaire ».

Les cyclothymes sont donc « des déséquilibrés de la sensibilité interne, des instables du caractère, offrant dans leurs apparences et dans leurs actes une mobilité capricieuse et une contradiction déconcertante ».

Kraepelin (2) la considère comme une véritable psychose, une forme atténuée de la folie maniaque dépressive. Deny (3) et son

excellent article de Hartenberg. *Presse médicale*, déc. 1909.

(1) Kahlbaum, Ueber cykliches Irresein. *Breslauer aerzt. Zeits.*, 1882.

(2) Kraepelin, *Lehrbuch für Psychiatrie*, t. II, 1901.

(3) Deny, la Cyclothymie, *Semaine médicale*, 1908.

élève Kahn (1) en font un état psychopathique immuable, préexistant à l'apparition des troubles, survivant à leurs disparitions.

Quoi qu'il en soit des théories, les cyclothymiques, les instables de l'humeur qui en changent au tournant d'une rue, sont fréquents parmi les dégénérés; au cours de leurs périodes dépressives, ils se prennent très bien pour des neurasthéniques et viennent consulter.

L'interrogatoire montre qu'ils n'ont jamais rien fait d'une façon suivie, qu'ils ne sont pas des fatigués; leurs antécédents prouvent que ce sont des dégénérés à ascendance défectueuse au point de vue mental; ils ne présentent aucun des symptômes physiques, que nous avons donné comme pathognomoniques des états asthéniques.

Il paraît donc assez simple de les différencier d'avec les asthéniques; il faut cependant y penser, car les dégénérés

(1) P. Kahn, *la Cyclothymie*. Thèse, Paris, 1900.

s'auto-suggestionnent facilement un grand nombre de symptômes subjectifs que leur ont soufflé les nombreux médecins qu'ils ont consultés; leur excuse est qu'on leur a persuadé souvent qu'ils sont neurasthéniques, donc curables, quand, en réalité, ils sont parfaitement incurables.

Folies raisonnantes. — Le syndrome de l'épuisement nerveux présente dans certains cas de grandes analogies avec les folies raisonnantes.

Certains auteurs, Ball par exemple, l'ont même confondu avec elles. « La neurasthénie, dit-il, est une folie ne différant des autres que par ses caractères de conscience et de lucidité. »

Nous pensons que cet auteur éminent faisait une grave erreur en confondant ainsi ce qu'on appelle : folie raisonnante, folie lucide, folie avec conscience, paranoïa qui sont des maladies mentales relevant de la dégénérescence mentale avec les états neurasthéniques qui sont des maladies générales à symptômes psycho-nerveux.

En effet, si ces boiteries du cerveau peuvent présenter quelques ressemblances avec les épuisements nerveux, elles ne réalisent jamais complètement leur état mental spécial qui est une « impuissance à agir avec conservation complète du jugement », mais surtout elles n'en présentent jamais les signes somatiques : inversion de température, changements de pression artérielle, exagération des réflexes, adynamie, etc.

D'ailleurs voici admirablement résumés par Sérieux et Capgras les caractères de ces folies lucides :

« Le délire d'interprétation est une psychose systématisée chronique caractérisée : 1° par la multiplicité et l'organisation d'interprétations délirantes; 2° l'absence ou la pénurie d'hallucinations, leur contingence; 3° la persistance de la lucidité et de l'activité psychique; 4° l'évolution par extension progressive des interprétations;

5° l'incurabilité. » « Psychose fonctionnelle dont l'origine doit être cherchée non pas dans l'action d'un agent toxique, mais dans une prédisposition psychopathique, dans les anomalies de développement des centres cérébraux d'association qui tiennent sous leur dépendance les perversions du jugement, les lacunes du sens critique, les troubles de l'affectivité, le délire d'interprétation relève d'une malformation congénitale de la dégénérescence (1). »

Ce qui peut donner le change, c'est que les interprétateurs ne méritent pas l'épithète d'aliénés dans le sens étymologique du terme et que souvent ils réussissent à vivre en liberté, jusqu'à la fin, sans attirer l'attention autrement que par certaines bizarreries.

Il faut d'ailleurs bien savoir qu'un délire d'interprétation ne peut pas se greffer sur un état neurasthénique ou psychasthé-

(1) Sérieux et Capgras, *les Folies raisonnantes*, 1909.

nique ; ou le malade n'est pas un dégénéré, n'a pas un cerveau « mal bâti » et il ne peut pas délirer ou c'est un dégénéré et ce n'est plus un vrai neurasthénique.

Obsessions, *impulsions*, *phobies*. — Étant donné qu'il survient souvent, à titre épisodique, dans les états neurasthéniques, des obsessions et des phobies, il nous semble nécessaire de bien étudier ces phénomènes.

Magnan définit l'obsession : « Un mode d'activité cérébrale dans lequel un mot, une pensée, une image s'impose à l'esprit en dehors de la volonté avec une angoisse douloureuse qui la rend irrésistible (1). »

Pour nous, et c'est l'opinion de Pitres et de Régis qui ont le mieux étudié cette question, l'obsession n'est qu'un symptôme au même titre que l'impulsion ou l'hallucination (2).

Mais sous prétexte que l'obsession germe

(1) MAGNAN, *les Dégénérés*, 1895.

(2) PITRES et REGIS, *les Obsessions et les Impulsions*, 1902.

dans la plupart des cas sur un terrain dégénéré constitutionnellement, Krafft-Ebing et Magnan ont fait de la dégénérescence une nécessité pour que ce symptôme se produise (1).

D'ailleurs, la plupart les psychiatres font de plus en plus rentrer les obsédés dans les cadres de l'aliénation. Au dernier Congrès de Nantes (2), Deny et Charpentier ont montré les rapports des obsessions soit avec les états mélancoliques, soit avec la psychose périodique. Le professeur Gilbert Ballet dit également que la plupart des obsessions doivent être rayées des symptômes psychasthéniques pour être réparties sur le déséquilibre fondamental de la psychose maniaco-dépressive ; conclusions adoptées également par Dupré et Vallon.

Mais Pitres et Regis ont admis que l'obsession, la phobie ou l'impulsion pou-

(1) *Traité de psychiatrie*, 1897.
(2) Congrès de Nantes, 1909.

vaient être accidentelles, ce qui est certainement vrai.

La plus grande partie des obsédés-douteurs sont donc des dégénérés, des infirmes, par conséquent ils sont des incurables.

Au contraire, un certain nombre de neurasthéniques présentent ce symptôme à titre d'épiphénomène parfaitement curable.

Le diagnostic se fera sur les autres symptômes de la dégénérescence mentale d'une part, sur les symptômes objectifs des états neurasthéniques d'autre part; le pronostic et le traitement seront bien différents dans les deux cas (1).

Psychasthénie. — Tout en rendant hommage à la rare valeur des professeurs Raymond et P. Janet, je crois qu'il faut combattre leur conception de la psychasthénie parce qu'artificielle et dangereuse aussi bien pour le médecin que pour le malade (2).

(1) Consulter aussi ARNAUD, *Théorie de l'Obsession*. Congrès de Limoges, 1901.

(2) RAYMOND et P. JANET, *les Obsessions et la Psy-*

D'ailleurs Hartenberg a très bien montré que d'une part les scrupules, les doutes, les phobies natives et les impulsions sont des troubles psychiques, faisant partie de l'état des dégénérés mais ne pouvant pas être les symptômes d'une maladie distincte : la psychasthénie; que d'autre part les sentiments d'incomplétude et d'insuffisance mentale sont des symptômes neurasthéniques.

J'avoue, comme Hartenberg (1), ne pas voir les avantages de ce groupe à cheval entre les neurasthéniques et les dégénérés, et j'y vois le grand inconvénient de mettre dans la même catégorie deux espèces bien différentes de malades, les uns pouvant et devant guérir, les autres pas.

Je crois qu'on doit se borner à appeler psychasthéniques les neurasthéniques

chasthénie; RAYMOND et P. JANET, *Névroses et Idées fixes*, 1898.

(1) HARTENBERG, *Neurasthénie et Psychasthénie*, 1908-1909.

dont les symptômes prédominants sont psychiques mais en spécifiant bien que ce sont des neurasthéniques, relevant des traitements divers propres à ces états et par conséquent curables par ces moyens.

Le professeur Dupré est également d'avis que l'épithète de psychasthénique soit réservée à la forme particulièrement psychique des neurasthénies mais rien de plus, « car, dit-il, on peut être psychasthénique sans symptôme dégénératif et très déséquilibré sans être neurasthénique ni psychasthénique ».

Et le professeur Régis résume la discussion en disant que « dans toute neurasthénie si corporelle qu'elle paraisse, il y a un état mental dont les particularités, en y regardant de près, ne sont autre chose que le rudiment des grands symptômes psychiques de la psychasthénie, qu'on considère à tort comme lui appartenant en propre ».

Donc pour nous la psychasthénie n'existe

pas en tant que maladie ou syndrome distinct ; nous désignerons seulement sous ce nom la forme plus particulièrement psychique des neurasthénies et nous la traiterons comme toutes les autres en remontant à leurs causes.

Mélancolie. — Certaines formes de mélancolie, quand elles ne s'accompagnent pas de délire, peuvent être mal interprétées et donner lieu à de graves erreurs.

Mais si on veut bien remarquer la brusquerie du début, l'évolution de la maladie par accès séparés par des intervalles de mieux ; l'absence de céphalée, d'adynamie vraie, l'absence de signes physiques et objectifs, il nous semble assez facile de reconnaître le mélancolique.

Le professeur Gilbert Ballet, dit avec raison, « que le premier souffre après avoir agi, le second souffre même auparavant (1) ».

L'état mental de ces deux espèces de

(1) Gilb. Ballet, Leçon faite à Sainte-Anne, 1909.

malades est d'ailleurs bien différent, car si on essaye de convaincre un neurasthénique de l'inanité de ses phobies, de le remonter, le neurasthénique se laisse convaincre peu ou beaucoup ; sur le mélancolique, tout raisonnement échoue : « cela n'entre pas » ; le neurasthénique est toujours maître de sa pensée, le mélancolique même sans délire est déjà un aliéné.

Tumeur cérébrale. — La tumeur cérébrale peut quelquefois simuler un état neurasthénique, mais bien peu de temps. En effet, la céphalalgie est violente, sujette à des exacerbations, elle s'accompagne de vertiges intenses, souvent de vomissements ; il survient des paralysies. Il n'y a guère de symptômes communs, et cependant on peut quelquefois hésiter. Il faut en tout cas y penser.

Vertige de Ménière. — Le vertige de Ménière est également facile à distinguer du vertige neurasthénique car il est plus brusque, plus violent. Jamais un neurasthénique vertigineux ne tombe. S'il se couche, le vertige cesse; il n'en est pas ainsi dans le vertige de Ménière. On doit cependant se méfier des associations morbides, et c'est pour cela qu'on doit bien caractériser le vertige de Ménière.

Paralysie générale. — Gilles de la Tourette, Gilbert Ballet, Gross (1), Régis (2), Dupré (3) insistent avec raison sur la difficulté qu'il y a quelquefois à différencier certains neurasthéniques et certains paralytiques au début. La difficulté vient de trois causes : 1° un état neurasthénique authentique peut précéder la paralysie générale; 2° il existe des neurasthénies créées par la syphilis ; 3° la paralysie générale peut simuler parfaitement une simple dépression nerveuse.

(1) Gross, Ueber din frühe Diagnose der P. G. *Allg. Zeitsch. f. Psych.*

(2) Régis, Neurasthénie et Paralysie générale. *Presse médicale*, avril 1897.

(3) Dupré, *Précis de pathologie mentale*. Paris, 1903.

Gilbert Ballet (1) a attiré l'attention sur ce fait que souvent un état neurasthénique bien caractérisé et persistant, précède l'apparition des premiers signes de la périencéphalite.

Les cas de ce genre sont d'un diagnostic fort délicat et il n'y a guère que le temps qui puisse trancher la question ; les neurasthénies étant très améliorables, si au bout de deux mois, le traitement n'a pas donné une amélioration sensible dans l'état d'un malade ancien syphilitique, il faut penser à la paralysie générale et réserver le pronostic.

Remarquons en passant que, en pareil cas, le syndrome neurasthénique montre qu'il ne s'agit pas d'une névrose mais bien d'une intoxication cérébrale, puisque son évolution ultérieure, quand on est impuissant à l'arrêter, amène la paralysie générale, maladie nettement toxique par ses lésions anatomo-pathologiques.

(1) Gilb. Ballet, *Bulletin médical*, 1893.

La paralysie générale prend parfois une forme sans délire, sans grand déficit intellectuel, sans les signes physiques caractéristiques de la périencéphalite. En pareil cas le diagnostic peut être très difficile et nous avons eu des cas où il n'a été fait que par un ictus. Quand cet ictus est seul et dernier, on juge de l'embarras du médecin.

Cependant, à y regarder de bien près l'état mental n'est pas le même dans les deux cas. On peut faire le départ d'après les données suivantes :

« L'intelligence du neurasthénique est bien plutôt engourdie par moments, bien plutôt épuisée rapidement par l'effort que perturbée et modifiée dans ses manifestations. Le neurasthénique a une intelligence paresseuse, le paralytique a une intelligence diminuée. Ce ne sont pas là des nuances, mais des différences (1). »

(1) KLIPPEL, *les Paralysies générales progressives*, 1898.

« Le neurasthénique expose en détail, oralement ou par écrit, son impuissance et ses malaises psychiques ; il exprime ses inquiétudes toujours dans les mêmes termes, sans se contredire, et s'il répète la même litanie, ce n'est pas parce qu'il a oublié ses doléances passées, c'est parce qu'il désire fixer une fois de plus l'attention du médecin sur ses malaises, qu'il croit n'avoir jamais assez analysés ni décrits (1). »

La neurasthénie qui éclate dans la période secondaire de la vérole, ce que le professeur Fournier appelle le nervosisme secondaire, est assez fréquente, mais elle est facile à reconnaître parce que contemporaine d'accidents visibles, cutanés ou muqueux et très faciles à guérir par le traitement.

Mais on a reconnu que la neurasthénie d'origine spécifique peut attendre plusieurs

(1) Dupré, *Précis de pathologie mentale*, article Paralysie générale.

années après le chancre, avant de se manifester : c'est ainsi que le professeur Fournier écrivait :

« Longtemps j'ai hésité à imputer à la syphilis la neurasthénie que je rencontrais à l'état de manifestation exclusive sur des des sujets syphilitiques, tandis que, enhardi par l'expérience, c'est-à-dire après l'avoir observée nombre de fois comme manifestation isolée de la syphilis, j'ai dû comprendre qu'elle n'avait pas besoin d'une escorte d'accidents spécifiques pour que son origine pût être légitimement affirmée (1). »

Ces neurasthénies sont-elles des méningo-encéphalites bénignes, à symptômes atténués, ainsi que l'indique le professeur Régis ?

Mais dans ce cas leurs lésions seraient bien légères, car les troubles semblent purement fonctionnels.

(1) A. Fournier, *les Affections parasyphilitiques*, 1894.

Ses manifestations sont exactement celles de n'importe quel état neurasthénique, et si on n'en cherche pas la cause d'où découle la thérapeutique, on sait à quel échec on aboutit.

Le difficile en pareil cas et l'important, est de faire le diagnostic entre l'état neurasthénique et la paralysie générale au début. En effet si la neurasthénie peut être guérie, le tabès amélioré, mais rarement, par le mercure, il n'est pas douteux pour moi que la paralysie générale est, par son administration, considérablement aggravée. Sur 35 paralytiques généraux, que j'ai observés ces dernières années, à 17 d'entre eux j'ai vu ou fait appliquer un traitement spécifique très énergique : piqûres de calomel ou injections intraveineuses de biiodure. — Sur ces 17 malades dont 12 étaient au début de leur affection ou plutôt de leurs accidents, 10 ont succombé en moins de cinq mois (dont 3 en trois semaines), 5 ont eu des accidents mercuriels tels qu'on a dû suspendre et qu'on a été bien près de les perdre; 2 ont vu continuer leur paralysie générale sans le moindre changement. Les autres, ceux qu'on n'a pas traité par le mercure ont vu évoluer plus ou moins doucement leurs accidents d'encéphalite, et certains ont duré deux ans, trois ans, cinq ans, avec de longues rémissions même.

Dans un article récent, Ch. Laubry (1) résume ainsi les opinions des principaux neurologistes qui ont étudié cette question : « Tandis que Raymond et Dupré affirment que le mercure est dangereux, Babinski s'y montre plus favorable. Alors que Krafft Ebing, Obersteiner s'élèvent contre toute intervention spécifique, d'autres comme Pilcz (2 et 3) ou Wagner von Jemregy (4)

(1) Charles Laubry, *Tribune médicale*, 23 octobre 1909.

(2) Pilcz, *Wiener medic. Wochenschrift*, 1908.

(3) *Idem*, 1909, n° 29.

(4) Wagner, *Wiener medic. Wochenschrift*, 1909, n° 37.

reviennent sur cet ostracisme rigoureux. »

Pour nous, il y a un réel danger, souvent un danger de mort rapide, à faire à l'aveugle des injections mercurielles à des individus notoirement syphilitiques depuis plusieurs années et présentant de la dépression nerveuse et mentale : s'ils sont de simples neurasthéniques ils s'amélioreront et guériront même; mais s'ils sont paralysés généraux, ils mourront en quelques mois.

Je sais qu'on a prétendu — et Fournier lui-même — que les états neurasthéniques parasyphilitiques ne tirent aucun bénéfice du mercure; j'ai, jusqu'à présent, toujours vu le contraire, pourvu qu'on y adjoigne par ailleurs un traitement approprié à leur état (isolement, bains, douches, massage, etc.) et je n'hésite pas à recommander son emploi, si le diagnostic de simple état neurasthénique est bien posé.

Quels sont les signes permettant de différencier la neurasthénie de la paralysie

— générale — car pour le tabès on est assez rapidement fixé ?

Sera-ce la date du chancre? Non. Nous avons vu des syphilitiques devenir neurasthéniques 20 ans après le chancre et d'autres paralytiques généraux au bout de 5 ans.

La façon plus ou moins énergique avec laquelle a été conduit le traitement mercuriel, lors des accidents primitifs, ne signifie pas grand'chose non plus. Des malades nombreux ont à peine subi de traitement et n'ont jamais présenté d'accidents nerveux ou cérébraux ; d'autres, au contraire, plus rares il est vrai, sont devenus paralytiques généraux pendant leurs injections d'huile grise, faites régulièrement depuis des années.

La ponction lombaire peut rendre de réels services, mais elle n'est pas encore la pierre de touche, elle peut seulement donner une présomption.

Sur 24 anciens syphilitiques certains, la ponction lombaire nous a donné 21 lymphocytoses très nettes et 2 douteuses ; dans 17 cas, il s'agissait de paralysie générale, terminée par la mort, dans 7 cas de neurasthénies qui ont guéri. La lymphocytose n'est donc qu'un signe de probabilité pour le diagnostic de la paralysie générale.

Un grand nombre de travaux ont été faits sur la cytologie du liquide cérébro-spinal, depuis ceux de Widal et de Ravaut (1).

Le cyto-diagnostic positif indique que le système nerveux est atteint de septicémie syphilitique comme pourrait l'être ou l'a été le tégument externe dont il partage avec lui l'origine ectodermique ; il indique une lésion nerveuse en train d'évoluer, mais pas forcément dans le sens paralysie générale.

Le parallélisme signalé par Sicard, par Ravaut entre l'évolution de la lymphocy-

(1) Vidal et Ravaut, *Société de biologie*, juin 1900.

tose et certaines affections nerveuses à évolution régressive montre bien que lymphocytose ne veut pas dire paralysie générale. Constatons donc que ce n'est pas un signe de certitude, servons-nous-en toujours, mais sachons l'interpréter.

Reste l'examen clinique; c'est surtout sur lui qu'il faut faire le diagnostic, ainsi que l'a magistralement démontré Fournier.

La triade diagnostique que donne le professeur Fournier se compose :

1° De l'absence ou de la présence des grands signes de la paralysie générale (signe d'Argyll, inégalité pupillaire, tremblement musculaire, embarras de la parole, diminution des réflexes, baisse intellectuelle, conceptions délirantes, etc.);

2° De l'absence ou de la présence des grands symptômes neurasthéniques (céphalée, adynamie, troubles gastro-intestinaux, exagération des réflexes, inversion de la température, insomnie, etc.);

3° De l'état mental surtout. Le neurasthénique a l'impression d'une baisse intellectuelle, il le dit, s'en plaint amèrement, mais il ne l'a pas. Le paralytique ne s'en plaint pas, mais on le constate chez lui. Le neurasthénique dira par exemple : « Je suis ramolli, je suis fou »; s'il est suffisamment instruit, il dira même : « Je suis paralytique général, je sais que je suis perdu ». Jamais un paralytique général ne s'exprimera ainsi, son interrogatoire seul pourra le montrer.

Si au lieu d'interroger vous voulez persuader, vous apercevrez généralement une différence encore plus nette, car si peu que vous ébranliez le neurasthénique dans ses convictions, vous remarquerez cependant que vous l'avez atteint; le paralytique est inébranlable : c'est un aliéné.

Avouons que certains diagnostics sont extrêmement difficiles sinon impossibles, qu'en cas de doute, quelles que soient les sollicitations de l'entourage, il faut non seulement s'abstenir du mercure, dont nous avons dit les dangers, mais encore des massages, douches, etc., qui peuvent congestionner la moelle et peuvent provoquer un ictus.

Ne pas se presser pour agir et n'agir qu'avec prudence doit être la règle quand on traite d'anciens syphilitiques présentant des accidents nerveux. Mais disons encore qu'une fois le diagnostic de dépression nerveuse, d'état neurasthénique fait, il faut donner le traitement mercuriel qui, bien appliqué, donne des résultats étonnants.

Hystérie ou pithiatisme. — Sous l'influence des travaux de Babinski (1), la conception de l'hystérie s'est modifiée, rétrécie et précisée, et on peut dire qu'à l'heure actuelle sa définition est à peu près définitivement acceptée.

« L'hystérie est un état psychique qui rend le sujet capable de s'auto-suggestionner, et qui se manifeste par des troubles

(1) Babinski, *Société de neurologie*, 7 nov. 1901.

qu'il est possible de reproduire rigoureusement par suggestion, de faire disparaître sous l'influence exclusive de la persuasion. »

On voit que, d'après cette définition, il ne doit guère être possible de confondre les états hystérique et neurasthénique.

Cependant des médecins, comme Lefèvre (de Bruxelles) (1), écrivent : « Les auteurs ont trouvé dans leur imagination, mais non dans la pratique, à moins qu'ils ne les aient fait naître par suggestion, des signes propres à la neurasthénie et à l'hystérie. Je plains les médecins qui y attachent de l'importance. Pour moi, les termes hystérie et neurasthénie correspondent à une seule conception dans mon esprit, seulement le premier s'applique plus volontiers à la femme et le second à l'homme. Où est la barrière qui sépare les états névrosiques ? »

Voilà certes des affirmations bien assu-

(1) Lefèvre, *Nouvelle Iconographie de la Salpêtrière*, 1908.

rées et une opinion bien paradoxale, mais qu'il est inutile de discuter, puisque l'auteur plaint d'avance les gens qui attachent de l'importance à cette discussion.

Dans un livre qui a eu un certain retentissement, le professeur Dubois (de Berne) ne se donne pas non plus la peine de faire œuvre scientifique, encore moins de faire un diagnostic.

Après avoir dit que « rien n'est vague comme la définition des névroses », Dubois propose de faire une masse de l'hystérie, de la neurasthénie, de l'hystéro-neurasthénie, de l'hypocondrie, de la mélancolie, de qualifier ce chaos de psycho-névrose ou de nervosisme et de traiter le tout par la psychothérapie (1).

Ce bloc enfariné ne nous dit rien qui vaille, et nous ne pensons pas qu'il faille faire ainsi table rase de tous les travaux scientifiques précédents pour élever ce

(1) Dubois (de Berne), *les Psychonévroses et leur traitement moral*, 1904.

monument informe. Ainsi peu à peu, par de patients travaux dont il faut attribuer la plus grande gloire au génie français, nous avons appris à distinguer nettement la neurasthénie, syndrome d'épuisement nerveux à symptômes physiques et psychiques, subjectifs et objectifs, de l'hystérie ou pithiatisme, maladie purement psychique, et on veut nous replonger dans la confusion.

Le mot pithiatisme, qu'on a proposé justement pour remplacer le terme hystérie qui consacre une erreur, pour si barbare qu'il paraisse, a le grand avantage d'être clair : πειθω, persuasion; ιατος, guérissable (1). Troubles guérissables par persuasion.

Tout ce qui ne sera pas provoqué par la suggestion et supprimé par la persuasion ne sera donc pas hystérique. Rappelons d'ailleurs que la Société de neurologie de Paris attend toujours le fait contraire à cette thèse.

(1) Consulter là-dessus LAUBRY, *Traité de médecine*, 2e éd., 1905.

Un neurasthénique quelconque, un vrai, c'est-à-dire un malade présentant bien le syndrome que nous avons décrit, présente-t-il jamais des phénomènes de cet ordre? Faisons abstraction pour un instant des troubles de la thermogénèse, des troubles de la pression artérielle, de l'adynamie, phénomènes objectifs qu'on ne peut simuler; considérons uniquement l'exagération des réflexes, la céphalalgie, l'insomnie, l'état mental, nous prétendons qu'ils ne pourront même pas être bien simulés, ni guéris par la persuasion seule.

La suggestibilité spéciale à la dépression nerveuse, amenée par abaissement temporaire de la volonté pourra certes exagérer les symptômes de la maladie, les dramatiser, cela est fréquent; quant à les créer, jamais.

Qu'on ne vienne pas dire que le diagnostic différentiel est inutile, car aux deux maladies correspondront des traitements bien différents : à l'hystérie s'appliquera presque uniquement un traitement psychique, aux états neurasthéniques des traitements essentiellement physiques, et cela a bien son importance.

D'ailleurs, si nous empiétons sur ce que nous avons dessein de préciser plus loin, ne voyons-nous pas que les symptômes neurasthéniques ont des caractères spéciaux qui les rapprochent des désordres produits par les empoisonnements lents, au contraire des troubles pithiatiques à début brusque, à grand orchestre.

Donc pour nous — et pour la plupart des neurologistes — la question est bien tranchée : hystérie et neurasthénie sont deux états très différents, aussi différents par exemple que le sont l'hystérie et la paralysie générale ; pour les distinguer il n'y a qu'à avoir toujours présente à l'esprit la définition si claire de l'hystérie.

Hystéro-neurasthénie. — Je sais bien qu'il existe dans la nosographie un hybride, l'hystéro-neurasthénie, et cela pourrait faire croire que ces deux maladies sont très voisines, puisque dans certains cas elles arriveraient à se fondre en un tout. Voyons cela.

L'étude de l'hystéro-neurasthénie, de l'hystéro-traumatisme, de la névrose traumatique fut inaugurée par une série de recherches sur les accidents nerveux qui succèdent aux collisions de chemins de fer (railway-spine).

« A la suite des leçons de Charcot en 1885 (1) surgit l'importante discussion sur la nature des états névropathiques, développés à la suite et sous l'influence des traumatismes. Leyden, Oppenheim, Thomson (2), Strumpell, Grasset, exagérant l'importance de la notion étiologique, soutinrent la doctrine d'une maladie spéciale qu'ils dénommaient la névrose traumatique. Charcot (3) et ses élèves (4) affir-

(1) LAUBRY, *Traité de médecine*, 2e éd., 1904.
(2) THOMSON, *Die traumatische Neurosen*, 1889.
(3) CHARCOT, *Leçons du mardi*, 1885-1888.
(4) GILLES DE LA TOURETTE, *Traité de l'hystérie*, t. I.

mèrent au contraire que ces troubles nerveux ne diffèrent en rien des symptômes habituels soit de l'hystérie, soit de la neurasthénie la mieux caractérisée. »

D'une part, l'hystéro-neurasthénie est donc une maladie traumatique survenue à la suite d'un accident, et c'est par un abus de langage qu'on a parlé d'hystéro-neurasthénie tout court. D'autre part, à la suite des très nombreuses observations qu'a permises la loi de 1898 sur les accidents du travail, on a vu que, ou bien il s'agit de troubles purement pithiatiques, conséquences, nous l'avons vu, d'auto-suggestions, ou bien il s'agit d'une véritable psychose que le professeur Brissaud (1) propose d'appeler sinistrose.

Il faut donc abandonner l'idée pathogénique qui ferait admettre le traumatisme comme cause suffisante de la neurasthénie. Le choc moral, l'accident sont impuissants

(1) Brissaud, *Bulletin médical*, 12 mai 1909.

à faire du jour au lendemain un neurasthénique d'un individu sain la veille.

Bien entendu, un ou une hystérique sous l'influence des causes que nous déterminerons plus loin pourra toujours faire des accidents neurasthéniques, tout comme un individu quelconque, et bien entendu les troubles qu'il présentera porteront un cachet spécial de complexité, mais au même titre qu'un individu ayant une pleurésie et greffant là-dessus une pneumonie.

Il n'y a pas de maladie spéciale pouvant porter légitimement le nom d'hystéro-neurasthénie.

Le diagnostic d'état neurasthénique une fois bien posé, et on voit, par toutes les maladies que nous venons de décrire comme très voisines, combien la question est quelquefois difficile à trancher, il faut nous efforcer de serrer le problème de plus près et de répondre à la question suivante :

D'où vient cet état neurasthénique, ou

pourquoi tel malade présente-t-il des symptômes neurasthéniques? C'est ce que nous allons nous efforcer de résoudre au chapitre suivant.

CHAPITRE III

ÉTIOLOGIE

« Ne devient pas neurasthénique qui veut » est une maxime de Charcot qu'on retrouve dans tout son enseignement clinique, et qui prouve que le maître croyait qu'une certaine hérédité était nécessaire pour devenir un neurasthénique.

Mais si le maître admettait, pour faire éclore la dépression nerveuse, un certain concours de circonstances, il ne l'admettait même plus pour ce qu'il a appelé la *neurasthénie constitutionnelle*. « Chez ces malades, disait-il, l'hérédité et souvent l'hérédité similaire est toujours présente (1). » Et Charcot pour faire d'une

(1) CHARCOT, *Leçons du mardi*, 1888.

neurasthénie débutant vers 17 ou 18 ans par exemple, une neurasthénie héréditaire, s'appuyait sur ce fait qu'elle ne pouvait venir d'ailleurs, que par conséquent elle était héréditaire, « car, disait-il, je ne crois pas beaucoup au surmenage scolaire. Sans doute, je l'admets à l'Ecole Polytechnique, mais à l'école primaire, mais dans l'enseignement secondaire même, non. Il ne me semble pas qu'on puisse surmener un enfant (1) ».

Je suis tout à fait de cet avis, l'enfant ne me paraît pas surmenable. Quand il ne veut pas écouter une leçon, aucune punition ne le rendra attentif. Et le surmenage scolaire n'est pas pour moi une cause de neurasthénie.

Mais toutes les maladies de l'enfance, les maladies infectieuses surtout, le manque d'exercice physique, la nécessité de rester pendant des heures enfermé

(1) *Id.*, *Ibid.*

dans une pièce surchauffée et mal aérée, les troubles digestifs par constipation et mauvais estomac : voilà les vraies causes des neurasthénies du jeune âge.

Et le remède que le maître préconisait dans ces cas-là prouve qu'il avait entrevu cette étiologie sans la nommer positivement. « Faites que ces enfants puissent exercer une profession matérielle grossière: si vous avez la chance qu'ils arrivent à l'époque du service militaire, ne dites pas aux parents de faire tous leurs efforts pour les empêcher d'entrer au régiment. J'ai vu de ces jeunes malades, ne pouvant plus lire parce qu'ils avaient toujours mal à la tête, guérir promptement et faire un excellent service comme dragons ou comme chasseurs (1). »

Le changement de vie explique suffisamment cette métamorphose sans faire in-

(1) *Id.*, *Ibid.*, 1888.

tervenir le surmenage cérébral, comme cause.

Parmi les 50 observations que je possède de neurasthénies dites constitutionnelles ou héréditaires, je relève les maladies suivantes dans la toute petite enfance (1) : les maladies contagieuses graves, grippe, rougeole, scarlatine, diphtérie, 5,10 p. 100; la fièvre typhoïde, 10,20 p. 100; le rhumatisme, 5,10 p. 100; la syphilis héréditaire ou la syphilis des parents sans accidents individuels dans l'enfance, 6,12 p. 100 (2); les maladies d'estomac et d'intestin, 24,48 p. 100, la scrofulose ou la tuberculose, 7,15 p. 100.

Il me semble que c'est à ces causes qu'augmentèrent, bien entendu, la mauvaise hygiène et le manque d'exercice phy-

(1) Chez plusieurs malades les accidents étaient complexes; il y avait plusieurs causes d'intoxication.

(2) Le professeur Kowalski (de Kharkow) admet lui aussi une neurasthénie hérédo-syphilitique. *Central-blatt fur Nervenkrankheiten*, 1893.

sique, qu'il faut rattacher ces neurasthénies dites constitutionnelles, et que, par conséquent, elles ne méritent plus leur nom.

Comme, d'autre part, un certain nombre (9) de malades qui m'avaient été adressés comme neurasthéniques constitutionnels par des médecins instruits et consciencieux étaient, ou des dégénérés (5) ou des hystériques (2) ou des fous conscients (1) ou des cyclothymiques (1) je suis tout disposé à admettre que la *neurasthénie constitutionnelle n'existe pas*, soit parce qu'elle n'est qu'une erreur de diagnostic, soit parce qu'on n'a pas bien cherché dans l'histoire du malade la ou les causes déjà lointaines de son état neurasthénique.

Les états neurasthéniques dits héréditaires sont donc des neurasthénies comme les autres, c'est-à-dire accidentels produits comme les autres par une auto-intoxication, tout aussi curables que les autres quoiqu'en beaucoup plus de temps à cause de leur ancienneté.

Les neurasthéniques sont-ils des dégénérés ?

Dutil dit déjà non : « Les antécédents héréditaires des neurasthéniques sont en général moins chargés que ceux de la plupart des malades atteints de psychose ou de névrose (1). »

Nous n'avons trouvé des aliénés dans leurs ascendants directs que dans 3 p. 100 des cas, dans 6 cas en tout.

Il y a bien quelquefois des dégénérés dans leurs ascendants, mais c'est rare; la dégénérescence mentale comprenant les douteurs, les obsédés, les impulsifs, les fous raisonnants, les suicidés, n'a été trouvée par nous sur 200 observations que 12 fois, 6 p. 100.

On le voit, cela ne dépasse pas la proportion trouvée chez les gens normaux.

Si, d'autre part, nous cherchons les stigmates physiques de la dégénérescence, sur

(1) Dutil, *Traité de médecine*, 1904.

ces 100 neurasthéniques nous trouvons (1) :

Pas d'anomalie cranienne ; d'ailleurs Lombroso n'en a noté que chez 7 p. 100, des aliénés ;

L'asymétrie faciale se remarque chez 3 hommes et 3 femmes, 6 p. 100, ce qui est la proportion chez les sujets sains ;

Les anomalies du nez : nez très busqué, nez en pied de marmite dans 5 p. 100 des cas ;

Les anomalies de l'oreille sont de beaucoup les plus nombreuses :

	Hommes	Femmes	
Asymétrie des deux oreilles	1	2	13 p. 100
Tubercule de Darwin		2	
Lobule hypertrophié ou sessile	2	3	
Oreilles peu ourlées	3	2	

Le prognatisme du maxillaire inférieur

(1) Ces mesures ont été prises aussi bien sur des neurasthénies dites héréditaires que sur d'autres.

est net dans 3 observations, 3 p. 100.

Les anomalies du palais : difforme, non symétrique (13), ogival (17), soit 30 p. 100 ;

Les anomalies dentaires : dent d'Hutchinson, 5 ; dents mal plantées, 15, soit 20 p. 100.

La rétraction de l'aponévrose palmaire : 3 fois (2 hommes et 1 femme), 3 p. 100 ;

Les malformations génitales : 1 hypospadias, 1 utérus bicorne, 2 p. 100.

On voit facilement que, sauf pour les anomalies des oreilles et celles du palais, qui sont en nombre un peu plus élevé que chez les individus sains, les autres chiffres ne dépassent pas la normale.

Au contraire, parmi toutes les théories émises sur la genèse et le développement des neurasthénies, il est une question qui recueille l'assentiment unanime des auteurs, c'est la prédisposition à la neurasthénie que donne l'hérédité arthritique. Les arthritiques sont des ralentis de la nutrition, particulièrement des centres nerveux, et le professeur Bouchard ayant montré que le ralentissement de la nutrition produit des toxines au sein de l'organisme, il n'est pas étonnant que les centres nerveux subissent ces troubles de la nutrition que nous démontrerons être d'origine toxique.

Dans l'ascendance de nos malades nous trouvons des rhumatisants, des eczémateux, des diabétiques, des asthmatiques, des acnéiques, des uricémiques dans l'énorme proportion de 80 p. 100.

Et cela vient confirmer la phrase de Huchard (1) : « Dans la plupart des cas, la neurasthénie est une névrose arthritique », ainsi que les conclusions de Vigouroux et Gautrelet (2) : « L'arthritisme prépare merveilleusement le terrain à la neurasthénie et s'il n'était tout à fait inutile de créer un nouveau mot, on pourrait l'appeler une affection para-arthritique. »

(1) HUCHARD, *Traité des névroses*.

(2) *Bulletin de la Société thérapeutique*, 1900. LINOSSIER.

Enfin, toute une catégorie de nos malades (11 p. 100) notaient simplement dans leur ascendance de grands impressionnables, de ces nerveux qui sont surtout des émotifs, des sensitifs, c'est-à-dire de ces gens qui, sans être malades, réagissent de façon intense, en disproportion manifeste avec les excitations qu'ils subissent.

Résumant les antécédents héréditaires de nos malades, nous obtenons le tableau suivant :

Aliénés	3 p. 100
Dégénérés mentaux. . . .	6 —
Émotifs	11 —
Arthritiques ou ralentis de la nutrition	80 —

Examinons maintenant les accidents et les maladies qu'ont présenté nos neurasthéniques dans leur enfance ou leur adolescence.

D'abord ces malades se sont-ils montrés asthéniques dès leur enfance ?

Maurice de Fleury (1) semble l'admettre quand il dit : « L'indolence d'esprit, conséquence fréquente d'une culture malhabile, dépend bien souvent d'un fonctionnement morbide du cerveau, d'un ralentissement de sa nutrition et, pour tout dire, d'une maladie très banale du système nerveux en voie de développement : la neurasthénie infantile. »

Mais (2) « c'est oublier quelle différence il faut faire entre l'enfant et l'adulte, entre deux entités morbides aussi différentes que cette inertie nerveuse chez l'enfant et la neurasthénie chez l'adulte ».

En interrogeant avec soin les malades eux-mêmes, leurs parents, leur entourage, on s'aperçoit que les futurs neurasthéniques, même ceux que certains auteurs classeraient comme neurasthéniques con-

(1) MAURICE DE FLEURY, *le Corps et l'Ame de l'enfant*, 1903.

(2) PHILIPPE et PAUL-BONCOUR, *les Anomalies mentales chez les écoliers*, 1905.

stitutionnels, n'ont pas été asthéniques dans leur enfance, que, enfants, ils ont été capables d'efforts et ont fait preuve de volonté; ce qui prouve encore que ces états neurasthéniques ne sont ni constitutionnels ni héréditaires, puisque autrement ils se seraient montrés tels dès la toute petite enfance.

Nous voyons d'abord qu'un assez grand nombre ont présenté de l'hypertrophie amygdalienne et des végétations adénoïdes, que certains même ont eu l'arrière-pharynx bouché pendant une trop longue période et en conservent un facies caractéristique. Combe fait observer « que les végétations adénoïdes et l'hypertrophie cryptique des amygdales s'accompagnent pendant la nuit, alors que l'estomac ne contient pas d'acide chlorhydrique, d'une déglutition continuelle de glaires purulentes remplies de microbes plus ou moins virulents (1) ».

(1) Combe, *l'Auto-intoxication intestinale*. Paris, 1907.

Fréquemment on a signalé la coïncidence des végétations adénoïdes et de l'appendicite ; on a même attribué à l'obstruction nasale causée par l'hypertrophie amygdalienne et les végétations adénoïdes un rôle pathogénique dans les appendicites ; quoi qu'il en soit, nous devons signaler que 19 de nos malades s'étaient fait enlever l'appendice et curetter le rhino-pharynx. Si nous ajoutons 13 autres cas d'appendicite, cela nous fait 31 malades sur 200 ayant eu des accidents appendiculaires — maladie générale d'ordre infectieux toujours — antérieurement à leur asthénie. On dira bien qu'on a enlevé beaucoup d'appendices un peu à la légère ; ce pourcentage de 15,5 p. 100 dans les antécédents personnels des neurasthéniques est cependant à remarquer.

A cet empoisonnement digestif, il faut ajouter l'empoisonnement pulmonaire provenant de l'obstacle à la respiration ; la présence des végétations est très nuisible au développement physique et psychique du jeune enfant par empoisonnement respiratoire.

Les enfants sont trop souvent les victimes des précautions exagérées de leurs parents, qui ont une crainte ridicule que leurs rejetons ne prennent froid, qui les « élèvent dans du coton » et les privent ainsi des exercices à l'air si nécessaires à leur développement. On voit assez souvent chez eux l'obésité précoce. « Ces enfants ne peuvent courir sans être essoufflés, et privés de l'influence salutaire d'un exercice suffisant, ils s'encrassent de plus en plus dans leur anémie (1). »

J'ai observé bien souvent également dans la jeunesse de ces malades des crises de migraine et des crises d'épistaxis à répétition. « Ces saignements de nez quelquefois très copieux sont identiques aux poussées fluxionnaires de la gorge et

(1) *Revue des maladies de la nutrition*, oct. 1903.

débarrassent la masse sanguine de toxines et d'acide urique (1). »

Ces prédispositions à l'arthritisme pourraient être combattues par l'exercice et le régime alimentaire; dans les familles dont il s'agit, c'est le contraire qui a eu lieu. Fernand Lagrange (2 et 3) insiste sur la nécessité physiologique de l'activité musculaire, pour tous, sur l'insuffisance de la gymnastique chez tous les fils d'arthritiques, et Maurice de Fleury (4) demande qu'on fasse jouer ces enfants à des jeux amusants et utiles. Mais ces conseils ne sont pas écoutés : l'enfant est enfermé de trop longues heures, immobile, pour soi-disant travailler.

D'autre part, il est bien certain qu'en

(1) Godleski, *les Neurasthénies*, 1904.

(2) Fernand Lagrange, *la Médication par l'exercice*.

(3) Fernand Lagrange, *l'Exercice chez les enfants et chez les adultes*.

(4) Maurice de Fleury, *le Corps et l'Ame de l'enfant*, 1903.

France « les fils de notre bourgeoisie reçoivent une nourriture à la fois lourde et insuffisante ». On favorise chez l'enfant la lecture à outrance au détriment des jeux si utiles à leur développement physique. On stimule son ambition.

« Chacun s'efforce de s'élever plus haut que ses ancêtres ; la concurrence a grandi ; les conflits d'intérêts et de personnes se sont multipliés dans toutes les catégories d'état. Les ambitions souvent peu justifiées se donnent libre carrière, une foule d'individus imposent à leur cerveau un travail au-dessus de ses forces (1). »

Trop d'heures de travail, ce qui ne veut dire trop de travail, pas assez d'exercices et de jeux à l'air, une alimentation assez mal comprise, tels sont les remèdes qu'on offre aux jeunes arthritiques pour combattre leur tare trop réelle. Le résultat sera qu'à cette prédisposition à s'empoi-

(1) Proust et G. Ballet, *Hygiène du neurasthénique*.

sonner qui se traduit de bonne heure chez eux par : l'eczéma sec, la séborrhée, l'acné, l'intertrigo, ces jeunes gens ajouteront les toxines provenant des maladies de l'enfance.

Le plus illustre médecin de l'antiquité, Hippocrate, comprenait déjà et disait : « que la maladie n'est pas un coup de foudre, qui éclate dans un ciel serein, mais bien la conséquence d'une longue série de petites fautes quotidiennes, qui s'ajoutant les unes aux autres, faisaient boule de neige et tombaient finalement en avalanche sur la tête de l'imprudent ».

Nous verrons de même un ensemble de maladies, insignifiantes en elles-mêmes, qui d'habitude ne laissent pas de traces bien appréciables sur l'organisme, former boule de neige et amener les états neurasthéniques.

Voyons les maladies que nous trouvons pendant la jeunesse de nos neurasthéniques en ne notant bien entendu que les maladies graves ayant influé beaucoup, au dire même des parents, sur leur santé ultérieure. Dans la plupart des cas plusieurs causes d'intoxication s'ajoutent, car on note plusieurs maladies consécutives. Toutes ont précédé bien entendu les accidents neurasthéniques pour lesquels j'ai soigné ces malades, dans beaucoup de cas même ceux-ci sont venus immédiatement après les maladies que nous mentionnons.

D'abord dans vingt-deux cas la plupart des maladies infectieuses de l'enfance : scarlatine, rougeole, varicelle, oreillons, coqueluche, diphtérie, sont prises à quelques mois ou trimestres de distance, ce qui fait dire aux patients « j'ai été malade pendant toute mon enfance ». Il faut bien remarquer cette particulière prédisposition aux infections multiples. Neuf fois nous trouvons la scarlatine à caractères sévères, la plupart du temps avec albumine. Quatre fois la rougeole avec graves complications et deux fois la variole. Sept fois la diphtérie a revêtu une allure particulièrement sérieuse, avec complications telles que albuminurie, paralysie, etc.

On ne s'étonnera pas de noter trente-cinq fois la fièvre typhoïde, si on veut bien se rappeler la prédilection qu'a la dothiénentérie et ses toxines pour le système nerveux et le retentissement qu'elle a sur lui.

« La fièvre typhoïde est de toutes les maladies infectieuses aiguës, celle qui est le plus souvent suivie d'aliénation mentale et de troubles nerveux (1). » Et les travaux de Christian, de Max Simon, de Mugnier, de Marandon de Montyel, sur la fièvre typhoïde dans ses rapports avec la folie, prouvent la prédilection nerveuse de cette toxémie.

Pétréquin, dès 1837, signale déjà les troubles psychiques et nerveux consécutifs à la grippe. Furst (2), André (3), Gras-

(1) Rougé, *les Annales médico-psycholog.*, 1908.
(2) Furst, *Monogr. de l'affection catarrhale*, 1865.
(3) André, *la Grippe*, 1908.

set (1), reviennent sur cette question et ce dernier écrit : « On peut avancer que les affections catarrhales sont la représentation endémique ou sporadique de la grippe, celle-ci constituant une manifestation épidémique et pandémique. » Ajoutons que ces affections sont éminemment infectieuses parce que le bacille de Pfeiffer reste rarement isolé et qu'il s'adjoint facilement les staphylocoques et les pneumocoques.

Bidou (2), Mairet (3), Joffroy (4) citent des observations de délire aux différentes périodes de la grippe.

Rougé (5) plus récemment a résumé et réuni les cas de psychoses pouvant être rattachés à la grippe et on voit qu'ils sont très nombreux : 52 cas.

(1) Grasset, *Leçons sur la grippe*, 1890.
(2) Bidou, *Revue de médecine*, 1890.
(3) Mairet, *Grippe et aliénation mentale*, 1890.
(4) Joffroy, *Soc. médicale des hôpitaux*, 1890.
(5) Rougé, *Annales médico-psychol.*, 1909.

Comment ne pas admettre que ces toxines microbiennes assez puissantes pour créer des psychoses — dans 27 de ces cas il n'y avait pas de vésanie dans la famille — ne pourraient pas adultérer le système nerveux et l'intoxiquer pour de nombreuses années.

Godlewski (1) rattache nettement au bacille de Pfeiffer une de ses observations.

Decroux (2) dit déjà « que la grippe est un des facteurs les plus nets de l'état neurasthénique », mais l'auteur ne cite qu'une observation probante à l'appui de cette phrase.

Nous avons trouvé la grippe à l'état grave dans 31 de nos observations et dans 7 les accidents neurasthéniques ont débuté aussitôt après l'épidémie de 1889.

L'impaludisme est une infection grave à laquelle nous faisons remonter deux états neurasthéniques particulièrement

(1) GODLEWSKI, *les Neurasthénies*. Paris, 1906.
(2) DECROUX, Thèse de Paris.

tenaces, dont l'un datant de 5 ans et importé de Madagascar; d'ailleurs le professeur Lemoine nous en communique un beau cas et Decroux en cite également une observation (1).

Enfin Triantophyllidès (2), consacre une description détaillée aux troubles neurasthéniques consécutifs au paludisme et leur donne celui-ci comme cause.

Le diabète sucré datant de loin et précédant de beaucoup l'état neurasthénique actuel est noté dans 4 de nos observations. Ce chiffre n'est pas énorme; ce qui est intéressant, c'est que l'abaissement notable du chiffre du sucre a été suivi d'une amélioration parallèle de l'état nerveux.

Le rhumatisme articulaire aigu crée très bien des états neurasthéniques et nous le rencontrons dans 12 de nos observations; cela n'a rien d'étonnant si nous

(1) Decroux, *Idem*.

(2) Triantophyllidès, *Gazette médicale de Syrie*, 1902.

songeons aux complications nerveuses que peut donner cette infection. Dans deux cas il y avait eu rhumatisme cérébral — et on sait la gravité de cet accident.

Malgré que les états neurasthéniques se rencontrent le plus souvent sur le terrain arthritique et que le bacille de Koch pousse difficilement sur ce terrain, 26 fois nous avons trouvé la tuberculose. Le plus souvent, c'est à la période initiale que la tuberculose crée l'état neurasthénique. Et il est à remarquer que, dans ce cas-là, l'infection bacillaire évolue très lentement.

« C'est aussi mon avis qu'il existe une relation manifeste entre certains syndromes neurasthéniques et la tuberculose », remarque également Levillain (1). Pour nous, le fait n'est pas douteux, il y a relation de cause à effet entre la tuberculose et certains états neurasthéniques ; la

(1) Levillain, *loc. cit.*

meilleure preuve est qu'en guérissant ces malades de l'une, l'autre disparaît.

Et certes, cela peut surprendre, quand on se rappelle l'optimisme, l'euphorie vraiment providentielle, dans laquelle vivent généralement, presque jusqu'à la fin, les tuberculeux ; mais il faut bien s'incliner devant les faits : certaines infections bacillaires engendrent de la dépression nerveuse, de la neurasthénie. D'ailleurs les auteurs ne disent pas que tous les tuberculeux sont euphoriques ; les formes dans lesquelles le tube digestif, le foie sont touchés ont été notées comme engendrant des idées tristes, mélancoliques, conduisant même au suicide.

On peut donc dire que généralement le tuberculeux est optimiste, mais que souvent sa maladie engendre des états neurasthéniques. Cela dépend-il de la graine ou du terrain ? Nous ne savons. Les antécédents héréditaires ne montrent pas plus de dégénérescence, de névrose dans ces états neurasthéniques, suite de tuberculose, que dans les autres.

Mais les maladies que nous rencontrons le plus souvent dans l'histoire des neurasthénies sont incontestablement les maladies des voies digestives ; je ne fais pas en ce moment allusion aux troubles digestifs qui font partie intégrante du syndrome neurasthénique, je parle de maladies antérieures à lui.

La phrase qui revient le plus fréquemment à l'interrogatoire de nos patients est certainement celle-ci : « J'ai toujours été un constipé, il m'a toujours fallu prendre des remèdes pour aller à la garde-robe; dès ma petite enfance, j'ai été comme cela. »

Dans un travail antérieur « sur les troubles digestifs considérés dans leurs rapports avec les troubles nerveux (1) », j'avais déjà montré que presque tous ces

(1) Maurice Page, *Bulletin médical*, 19 déc. 1906.

malades avaient des troubles digestifs anciens, quelques-uns datant de l'enfance, que leurs selles avaient toujours été anormales d'aspect, fétides, dures, ovillées, etc.

La constipation, la simple rareté des selles peut tenir à une mauvaise hygiène alimentaire : dans la toute petite enfance, il n'est pas rare de noter l'alimentation au lait stérilisé et l'entérite qui en est la conséquence(1) ; plus tard l'enfant ne prend pas d'exercice à l'air, il ne joue pas, il a un régime beaucoup trop riche en substances albuminoïdes et surtout en viandes. Dès six ou sept ans il sera constipé, il devra user des pilules, laxatifs, tisanes dont les réclames inondent le public et dont l'ingestion l'empoisonnera. Peu à peu apparaîtra la gastrite médicamenteuse si redoutable par l'atrophie glandulaire qu'elle engendre et la constipation redou-

(1) Henri Tissier, *Flore intestinale du nourrisson.* Thèse de Paris, 1900. Fermentation du lait. *Annales de l'Institut Pasteur*, 1902.

blera d'autant. Le malade sortira difficilement de ce cercle vicieux.

D'autant plus qu'à l'abus des médicaments se joint presque toujours l'habitude d'avaler les aliments incomplètement mâchés. Qu'elle donne lieu à l'hyperchlorhydrie ou à la gastrite hypertrophique avec stase — et la gastrite reste souvent à ce stade — ou qu'elle aboutisse à l'atrophie de la muqueuse avec diminution de la sécrétion chlorhydropeptique, le résultat est le même : le passage dans l'intestin de matières incomplètement digérées et la constipation. Cette constipation amène secondairement l'entéroptose ou relâchement général suivi de déplacement de tous les organes du ventre, et cette ptose augmente encore la putréfaction intestinale amenée déjà par le séjour trop prolongé des matières.

Nous savons, depuis les travaux de l'Institut Pasteur et d'Escherich qu'il y a dans l'intestin normal une quantité énorme de microbes (plusieurs centaines de milliards) au point que les selles en contiennent les trois quarts de leur volume.

Quand les matières alimentaires séjournent un trop long temps dans l'intestin, les toxines microbiennes sont absorbées, et si elles ne sont pas neutralisées par les organes de défense, le foie en particulier, elles intoxiquent l'organisme entier.

Pour mesurer l'auto-intoxication intestinale, Baumann (1), Nuttal (2), Salkowski (3) ont montré qu'il faut recourir à l'examen des urines, car, disent-ils « chez les animaux à intestin stérile ne recevant qu'une nourriture stérile l'urine ne contient ni indol, ni scatol, ni phénol, ni crésol, ni pyrocatéchine, ni sulfo-éther ». D'autre part, Combe (4) a prouvé que la

(1) Baumann, *Zeitschrift p. phys.*, ch. XVI, p. 221.

(2) Nuttal et Thierfelder, *Zeitsch. p. phys.*, ch. XXII, p. 71.

(3) Salkowski, *Zeitsch. p. phys.*, ch. X, p. 226.

(4) Combe, *l'Auto-intoxication intestinale*. Paris, 1907.

proportion des corps aromatiques augmente avec l'intensité de la putréfaction intestinale.

Brieger (1 et 2) dit que le phénol urinaire provient du phénol intestinal causé par la putréfaction et montre que celui-ci se trouve sous forme de sulfo-éther en grande quantité chez tous les constipés.

Baumann et Brieger (3) font le même travail pour l'indol qui se forme avant le phénol dans la putréfaction microbienne des corps protéiques.

Morax (4), Rovighi (5), Mester (6), Tissier et Cohendy arrivent aux mêmes conclusions.

Enfin Combe démontre que la quantité

(1) Brieger, *Journ. fur prak.*, ch. XVII, p. 134.

(2) Brieger, *Journ. phys.*, ch. II, p. 241.

(3) Baumann et Brieger, *Zeitsch. p. phys.*, ch. III, p. 254.

(4) Morax, *Zeitsch. p. phys.*, p. 318.

(5) Rovighi, *Zeitsch. p. phys.*, ch. XVI.

(6) Mester, *Zeitsch. p. klin. medic.*, XXIV, p. 441.

des sulfo-éthers de l'urine est proportionnelle à l'intensité du processus de putréfaction dans l'intestin et qu'elle permet de la mesurer.

Rappelons-nous, d'autre part, les expériences de Sénator, de von Jacksh, de Bouchard sur les intoxications dont la cause réside dans l'intestin et constatons que ces substances toxiques : indol, scatol, hydroquinone, etc., qui n'étaient pas encore trouvées, avaient été soupçonnées par ces expérimentateurs, et concluons que l'hypothèse de l'auto-intoxication intestinale se trouve scientifiquement démontrée aujourd'hui.

« Nous savons que la dilatation de l'estomac devient la cause d'un grand nombre de manifestations pathologiques, attribuables surtout à l'absorption de substances incomplètement élaborées et même de substances toxiques. » Il n'y a qu'à remplacer dans cette phrase du professeur Bouchard les mots dilatation stomacale par stase des matières, leucomaïnes par toxines microbiennes et corps aromatiques, et la théorie reste juste.

D'ailleurs, il n'était pas difficile d'admettre que la muqueuse intestinale malade subit des modifications considérables du fait des stases dont nous parlions, ce qui explique que tous ces poisons passent dans l'organisme quand l'intestin a souffert pendant un long temps. Charrin et Cassin, Gilbert, Widal ont démontré que dans ces cas non seulement la muqueuse absorbe mais qu'elle perd son pouvoir antitoxique normal.

Cent douze de nos malades ont accusé des maladies des voies digestives anciennes, quelques-unes même remontant à l'enfance.

Il était impossible de faire le diagnostic exact des maladies du tube digestif dont avaient souffert nos malades avant qu'éclatent leurs troubles neurasthéniques, car on n'aurait pu faire ce diagnostic que rétrospectivement. Tous ont fait commencer les douleurs à l'estomac, les renvois, les pesanteurs après les repas, la constipation au moins deux ans avant leurs troubles nerveux ; beaucoup les ont fait débuter dans leur enfance et un certain nombre disaient : « j'ai toujours souffert ». Le foie a été trouvé gros 36 fois et petit 12 fois, normal comme volume seulement 64 fois, ce qui indique des troubles digestifs datant de très loin. La ptose du foie et de l'estomac, la dilatation ou l'abaissement du côlon transverse ont été notés dans 45 cas. Les sulfo-éthers ont dépassé 15 centigrammes par litre dans l'urine dans 87 observations.

Les observateurs avaient déjà noté, comme nous, les relations de cause à effet entre les maladies du tube digestif et les états neurasthéniques.

Dès 1853, Romberg (1) dit « qu'il est

(1) Romberg, *Lehrbuch der Nervenkhrankeiten*, 1853.

tout prêt à admettre les troubles des organes digestifs comme cause de l'hypochondrie et du nervosisme ». Jolly (1) note que « le catarrhe chronique de l'estomac et de l'intestin est avant tout à invoquer comme cause du nervosisme ».

Krafft-Ebing (2), Schule (3), Flemming (4) s'expriment dans les mêmes termes. Burkart (5), Stiller (6), Ewald (7) publient des observations aussi concluantes. Von Solder (8) publie un très long résumé de toute cette question.

(1) Jolly, *Von Ziemssen's handl.* Bd. XII, 2e s., 617.

(2) Krafft Ebing, *Lehrbuch der Psychiatrie.*

(3) Schule, *Handbuch der Geistkrankheiten*, 1878.

(4) Flemming, *Algemeine Zeitschrift f. Psychiatrie*, 1845.

(5) Burkart, *Zur Pathologie der neurasthenia Gastrica.* Bonn.

(6) Stiller, *Die nervosen Magenkrankheiten.* Stuttgart, 1884.

(7) Ewald, *Verhandlungen des Congress fur Medicin*, III, 1884.

(8) Von Solder, *Wiener klinische Wochenschrift*, 1897.

On peut admettre ce que Sénator (1) disait dès 1868 « que les produits de fermentations anormales — acide butyrique, acide propionique, etc., — peuvent être résorbés et qu'ils agissent en empoisonnant les centres nerveux ».

Westphal (2), Meschide (3), Ball (4) vont même jusqu'à prétendre que l'agoraphobie et la claustrophobie ne sont que des symptômes nerveux d'une maladie gastrique, qui seule doit être traitée.

Et Cordes (5) peu d'années après Westphal, communique 29 observations d'agoraphobie dans lesquelles il a constaté une maladie d'estomac datant de loin, qu'il n'a guérie qu'en soignant la cause étiologique.

(1) SENATOR, *Berliner klinische Wochensch.*, 1868, n° 27.

(2) WESTPHAL. *Dieses Archives*, Bd. III, Heft 1, 1872.

(3) MESCHIDE, *Nervens Deutsch von M. Neisser*, s. 36.

(4) BALL, *Nervens. Deutsch., von M. Neisser*, s. 37.

(5) CORDES, *Dieses Archives*, § Ps. Bd. III, Heft 3.

Ewald (1) ne se borne même plus à dire que la gastrite est cause de l'agoraphobie, il fait de cette dernière une simple forme particulière du vertige, de Trousseau. Citons encore Conrad von Alt (2) qui, dans une revue clinique, écrit des phrases comme celle-ci : « Les troubles nerveux ne se produisent qu'après un long temps d'existence des troubles dyspeptiques et n'en sont que la triste conséquence. »

En France, Beau, vers 1866, note l'influence des dyspepsies sur les troubles cérébraux ; Bouveret également ; mais c'est surtout Germain Sée et le professeur Bouchard qui font jouer à l'estomac et à l'intestin un rôle pathogénique appuyé sur des faits. Duchon-Doris (3) rapporte 20 observations de neurasthéniques dont la

(1) EWALD, *Klinik des Magenkrankheiten*, II, s. 334.

(2) CONRAD VON ALT, *Archiv.* § Ps. et *Nervenk.* Berlin, 1890.

(3) DUCHON-DORIS. Thèse de Paris, 1887.

guérison n'est obtenue que par celle de l'estomac.

Huchard insiste beaucoup et depuis longtemps dans son enseignement sur les dangers des intoxications du système nerveux par l'abus de la viande.

Le professeur Bouchard (1) remarque « que sans l'auto-intoxication digestive on ne pourrait pas expliquer les diverses manifestations nerveuses observées dans les maladies de l'estomac ».

Le professeur Hayem attache une importance prépondérante dans la genèse des névroses à la viciation du chimisme stomacal.

Mais personne comme Albert Robin (2) n'insiste aussi nommément sur la fréquence de l'origine gastrique des états neurasthéniques.

Le professeur Gilbert Ballet (3) tout en

(1) BOUCHARD, *Traité de pathologie générale*, t. I.

(2) A. ROBIN, *les Maladies de l'estomac*, 1901.

(3) GILBERT BALLET, *Soc. médicale des hôpitaux*, juin 1893.

commençant par dire que l'histoire des relations reliant les psychoses aux intoxications est pour ainsi dire à faire, présente l'observation d'un délire lié indubitablement à des troubles digestifs prouvés par l'anamnèse et l'examen des urines.

Dans plusieurs notes présentées à la Société médicale des hôpitaux Gilbert et Lereboullet (1) insistent beaucoup sur les conséquences nerveuses des maladies gastriques. « Il est connu qu'au cours des maladies de l'estomac, aux symptômes subjectifs tels que nausées, vomissements, variations de l'appétit, viennent s'ajouter une série de phénomènes nerveux qui dominent souvent la situation. La peptonisation des matières ingérées est ralentie et incomplète, d'où résulte une augmentation de la durée de la digestion. Le développement des acides organiques et des fermentations, entravé dans un estomac

(1) Gilbert et Lereboullet, *Soc. méd. des hôpitaux*, 31 juillet 1903.

sain par l'acide chlorhydrique se produit librement quand l'estomac est malade ; de là gonflement de l'estomac qui, gênant la circulation et la respiration, prépare les accès d'angoisse. Il n'est pas ridicule de penser que l'excitation anormale des terminaisons nerveuses du nerf vague se propage en arrivant au bulbe, soit au glosso-pharyngien, soit à l'acoutisque qui sont voisins, d'où bruits de cloches, bourdonnements d'oreilles, perversion du goût. Dans l'hyperchlorhydrie la même irritation se produit par cette acidité même. »

C'est surtout Frantz Glénard, qui dès 1885, eut le mérite de montrer la marche des affections hépatiques ou gastriques mal soignées aboutissant à la ptose des organes et à la neurasthénie.

Cet excellent observateur décrit trois périodes à l'entéroptose : 1° une période hépatico-gastrique dans laquelle le foie joue le rôle essentiel, pendant laquelle le malade éprouve de la somnolence, du gonflement, des aigreurs après les repas, où il y a une légère insomnie et des rêves pénibles; 2° une période mésogastrique, où le malade se sent délabré; où il a des fausses faims, où l'insomnie augmente ainsi que l'inappétence et où la constipation s'établit; 3° la période neurasthénique. Le malade s'affaiblit, ne quitte plus sa chaise longue, maigrit, ne mange plus. Alors l'insomnie est complète et la constipation opiniâtre.

Frantz Glénard établit ainsi la maladie des ptoses, affection digestive chronique caractérisée par l'abaissement des organes abdominaux, surtout de l'intestin, avec des symptômes et des conséquences névropathiques. « La théorie de l'entéroptose fut la première à discuter la nature essentielle de la neurasthénie, à dire que la neurasthénie est symptomatique, qu'il y a beaucoup d'états neurasthéniques et entre autres un qui est hépatique d'abord et devient ptosique ensuite (1). »

Dans un mémoire postérieur, l'auteur exprime encore son opinion dans cette phrase (2) : « La névropathie qui le plus souvent enveloppe ce syndrome ou en obscurcit les reliefs est à son tour non la cause mais la conséquence de cette affection digestive. »

La théorie de Fr. Glénard provoqua beaucoup de discussions auxquelles prirent surtout part Féréol (3), Trastour (4) et Montuis (5) ; Ewald fit là-dessus une communication à la Société de médecine interne de Berlin et G. Kelling, Meltzing, Swerdt publièrent des études sur l'entéroptose.

Bien que cette théorie ait été jugée trop

(1) Fr. Glénard, *Des Ptoses abdominales*, 1899.

(2) *Rapport de F. Glénard*, 14 mai 1903.

(3) Féréol, *Société médicale des hôpitaux*, 1887.

(4) Trastour, *les Déséquilibrés du ventre*, 1889.

(5) Montuis, *les Déséquilibrés du ventre sans ptose*, 1894.

compréhensive et trop générale elle marque pour nous un pas tellement essentiel dans la pathogénie des neurasthénies qu'elle mérite d'être bien retenue et discutée.

D'abord la thérapeutique gastrique en a sûrement bénéficié et le port de la sangle qui garde le nom de son inventeur améliore beaucoup les symptômes d'un grand nombre de malades.

Mathieu (1) objecte « que les ptoses abdominales peuvent être très marquées sans que les sujets en éprouvent une gêne appréciable, « ensuite qu'on ne souffre de l'entéroptose que lorsqu'on y est prédisposé par la névropathie ». A cela nous répondrons que tous les ptosés ne deviennent pas neurasthéniques, de même que tous les buveurs d'habitude ne souffrent pas de leur alcoolisme, ou tous les fumeurs de l'angine de poitrine, personne ne niant cependant que la cause de ces maux

(1) Mathieu, *Traité des maladies de l'estomac et de l'intestin*, 1901.

soit l'habitude de fumer dans un cas ou celle de boire dans l'autre. Pourquoi d'ailleurs faire intervenir une prédisposition qu'on ignorait avant la ptose ? Nous prétendons que la ptose seule développe la névropathie et nous le prétendons avec plus de raison puisque la deuxième a suivi la première.

Nous pensons avec Glénard que la ptose crée certaines neurasthénies. Comment? Nous nous séparons de l'auteur dans son explication pathogénique, et nous dirons : la ptose amène fatalement des troubles digestifs et favorise en particulier la stase des matières alimentaires, or, si nous nous rappelons que la stase amène la résorption dans l'organisme d'une grande quantité de poisons, qui n'étant plus neutralisés par la muqueuse intestinale lésée, ni par le foie dont les fonctions sont mauvaises, vont passer dans la circulation, nous admettrons enfin que les éléments nerveux sont à la longue intoxiqués par ces poisons intestinaux et traduisent leur malaise par la dépression nerveuse ; le syndrome neurasthénique sera de la sorte installé.

Après ce que nous venons de dire sur les troubles de l'estomac et de l'intestin, on doit s'attendre à ce que nous fassions jouer un grand rôle au foie, glande annexe de l'intestin et stérilisateur de l'organisme, dans la genèse de la dépression nerveuse. Nos malades avaient souvent le teint jaune, jaunâtre ou olivâtre ne s'accompagnant que rarement d'ictère conjonctival, ce qui n'oriente pas le médecin vers les affections du foie, cause du mal. Souvent par contre ils avaient des pigmentations surajoutées : taches de rousseur, lunette pigmentaire. On note aussi, en cherchant bien, de la mélanodermie ou de l'ictère palmaire.

Le foie a été trouvé augmenté de volume dans 36 cas et diminué dans 12, la rate appréciable 7 fois. Mais le foie n'était que peu ou pas modifié dans sa consistance.

Dans l'urine on a trouvé de l'indican dans 24 cas et de l'urobiline 27 fois ; l'examen du sang montra assez souvent la couleur jaune du sérum et la réaction de Gmelin positive.

Bref, dans 48 observations nous avons rencontré des troubles biliaires saillants auxquels nous n'hésitons pas à faire jouer un grand rôle.

Dans un mémoire sur la neurasthénie biliaire, Gilbert et Lereboullet (1) ont admirablement décrit l'histoire de ces malades :

« La neurasthénie biliaire, disent-ils, peut s'observer aussi bien chez les sujets atteints d'une affection des voies biliaires évidente (cirrhose, ictère chronique, lithiase) que chez ceux en apparence indemnes de maladie biliaire, en réalité atteints de cholémie simple familiale ».

Fréquemment dans l'histoire personnelle des malades, on relève l'existence

(1) Gilbert et Lereboullet, Société médicale des hôpitaux, 31 juillet 1903.

d'un ictère, et c'est de celui-ci que datent les premiers troubles neurasthéniques, d'autre fois l'ictère est intercurrent; une crise lithiasique antérieure ou la notion de divers accidents d'origine cholémique établissent l'existence d'une affection biliaire chez nos malades.

« Enfin quand les accidents personnels restent insuffisants à prouver l'existence de celle-ci, on retrouve dans les antécédents familiaux des accidents nets du côté des voies biliaires. »

Quelquefois c'est à la suite d'une maladie infectieuse antécédente que se sont développés les phénomènes neurasthéniques : fièvre typhoïde, angine, appendicite, etc...

Gilbert et Lereboullet « ont montré à maintes reprises la fréquence avec laquelle les malades atteints de cholémie familiale étaient sujets aux auto-infections, qu'ils avaient une diathèse d'auto-infection qui fait se développer l'infection biliaire chronique ».

Si on compare les symptômes physiques et intellectuels que montrent les « biliaires », on note la fatigue, l'aboulie, l'égoïsme, l'indifférence à tout, excepté à soi, la tendance à la mélancolie, la céphalée tenace et en casque, l'insomnie, la constipation, etc., symptômes qui sont ceux des neurasthéniques.

Et ces éminents auteurs n'hésitent pas à donner un rôle étiologique aux troubles biliaires dans les neurasthénies malgré la hardiesse de cette opinion. Des auteurs comme Delaye (1), Hénocque (2), Raphely (3), Charrin (4), Klippel (5), Léopold Lévi (6), Cullerre (7), Joffroy (8) ont

(1) Delaye et Foville, *Nouv. journal de médecine*, 1821.

(2) Hénocque, *Gazette hebdomadaire*, 1880.

(3) Raphely, Thèse de Lyon, 1889.

(4) Charrin, Soc. de biologie, 30 juillet 1892.

(5) Klippel, *Arch. gén. de médecine*, août 1892.

(6) Léop. Lévi, *Arch. gén. de médecine*, 1896, et Thèse de Paris.

(7) Cullerre, *Arch. de neurologie*, nov. 1898.

(8) Joffroy, Soc. méd. des hôpitaux, 1896.

attribué le même rôle étiologique au foie soit dans les neurasthénies, soit dans d'autres états nerveux (1). Conrad Alt (2) écrit de même : « Nous avons vu survenir d'une façon indiscutable des neurasthénies au cours des maladies du foie et nous n'hésitons pas à leur attribuer le rôle étiologique. »

Gilbert et Lereboullet (3) dans un autre article précisent encore l'état mental de ces cholémiques toujours en imminence de neurasthénie.

« Les cholémiques malgré leur apparence de santé, malgré leur activité, ont une tendance à la tristesse qui les empêche d'être satisfaits du présent et les inquiète pour l'avenir. Cette tendance à la tristesse s'exagère lors des fatigues, lors des maladies, et alors ils présentent avec faci-

(1) Voir aussi Cololian, Cholémie et Mélancolie, *Archiv. de neurologie*, août et nov. 1905.

(2) Conrad Alt, *loc. cit.*

(3) Gilbert et Lereboullet, 31 juillet 1903.

lité la dépression cérébrale. » Temporaire si l'intoxication est faible, elle devient constante quand celle-ci dure depuis longtemps.

D'ailleurs pour certains troubles psychiques graves allant jusqu'au délire, des aliénistes éminents comme Régis, Séglas, Pierret n'hésitent pas à faire jouer au foie et à l'auto-intoxication résultant de ses maladies un rôle pathogénique presque unique. Il est probable que c'est par la quantité et la qualité des virus qui arrivent aux cellules cérébrales que se modifient les réactions de celles-ci : délirantes si l'intoxication est grave ou brusque, neurasthénique si elle est légère et dure depuis longtemps.

Non seulement les neurasthéniques ont très souvent des troubles cardiaques et toujours des troubles circulatoires, mais encore ces troubles amènent un certain nombre de neurasthénies. Les symptômes cardiaques que nous voyons le plus souvent dans ces états sont ceux de la névrose du cœur, pouvant aller depuis les palpitations, les battements du cœur pénibles ou douloureux jusqu'à la douleur avec angoisse de la fausse angine de poitrine.

Ce sont les travaux de Huchard (1) qu'il faut consulter sur toutes ces questions.

Nous avons trouvé pour notre part : de l'angine de poitrine 3 fois, de la tachiarythmie 21 fois, des palpitations 27 fois. Quant aux variations de la pression, elles existent dans presque tous les cas d'asthénie : 167 fois sur 200 cas.

La fausse angine de poitrine, celle qui nous intéresse, survient avant l'état neurasthénique ou pendant, elle n'est pas provoquée par un effort mais toujours par une émotion; elle est souvent nocturne,

(1) HUCHARD, *Traité clinique des maladies du cœur et des vaisseaux*.
HUCHARD, *Journal des praticiens*, 21 mai 1903.
HUCHARD, *idem*, 17 janvier 1903.
HUCHARD, *Revue thérapeutique*, 1er juillet 1903.
HUCHARD, *Journal des praticiens*, 12 sept. 1903.

périodique, à crises très fréquentes et à douleurs franchement cardiaques.

Godlewski (1), citant 2 cas d'angine de poitrine neurasthénique, observe « qu'elles sont de nature toxique et qu'un traitement éliminatoire des toxines guérit cette fausse angine en même temps que la neurasthénie qui l'accompagne ».

Levillain (2) dit qu'il possède trois observations de cardiopathes (diagnostiqués organiques par des confrères autorisés) chez lesquels s'est développée une série de désordres nerveux qu'il qualifie neurasthéniformes, dont les troubles nerveux et cardiaques furent transformés par l'hydrothérapie.

Nous avons eu trois angines de poitrine accompagnant des désordres neurasthéniques à qui nous avons appliqué le régime lacto-végétarien, l'hydrothérapie, l'électricité, en insistant sur les diuré-

(1) GODLEWSKI, *loc. cit.*

(2) LEVILLAIN, *Essais de neurologie clinique*, 1896.

tiques et nous avons obtenu leur guérison complète. Ce qu'il est intéressant de noter, c'est que deux fois les troubles cardiaques avaient précédé de plusieurs années les accidents nerveux.

« L'accélération des battements du cœur est un symptôme très commun dans la neurasthénie » ; elle peut être permanente ou procéder par crises, et quand elle n'est pas produite par une myocardite méconnue, elle est d'origine toxique et ne se guérit que par un traitement éliminateur des poisons.

Une forme particulière de palpitations cardiaques est celle qu'éprouvent la plupart de nos malades quand ils ne s'endorment pas, ils entendent leurs battements artériels et cardiaques avec une violence qui les effraie et augmente leur insomnie.

On constate fréquemment chez les neurasthéniques, au niveau de l'épigastre, des battements intenses qui les préoccupent beaucoup. D'après ce que nous avons observé, ce sont les mêmes battements exagérés, qui sont constatables, chez les sujets à ensellure lombaire prononcée et à paroi abdominale insuffisante.

Durand (1) arrive à la même conclusion dans une thèse bien étudiée.

Vingt-sept fois nos malades nous ont dit souffrir de ces crises de palpitations, depuis un long temps avant l'éclosion de leurs troubles nerveux.

La pression artérielle est anormale chez nos malades dans 167 cas ; 127 fois elle était généralement inférieure à la normale 15 degrés du sphygmomanomètre de Potain) et 40 fois supérieure. Régis (2), Darroux (3), Maurice de Fleury (4) avaient déjà insisté sur ces troubles. Nous considérons que cette pression anormale est

(1) Durand, Thèse de Paris, 1908.

(2) Régis, Congrès de Bordeaux, 1896.

(3) Darroux, Thèse de Paris, 1895.

(4) Maurice de Fleury, *les Grands Symptômes neurasthéniques*.

toujours sous l'influence de l'auto-intoxication, et que selon que telle ou telle glande antitoxique sera atteinte par celle-ci, celle-là sera anormale en plus ou en moins.

Pour la neurasthénie à hypertension, Maurice de Fleury (1) en a bien décrit les symptômes, et Huchard, qui l'a décrite sous le nom de neurasthénie de la cinquantaine, l'appelle presclércuse et lui donne une origine rénale.

Vaquez enfin a montré que cette hypertension était sous la dépendance du mauvais fonctionnement des capsules surrénales « dont l'intoxication exagère les fonctions ».

Si donc les neurasthéniques présentent des symptômes cardiaques, les maladies du cœur peuvent causer des états neurasthéniques, toujours d'ailleurs par auto-intoxication, et nous les avons vus dans

(1) Maurice de Fleury, *idem*.

(2) Vaquez, Société médicale des hôpitaux, 5 fév. 1904.

30 cas précéder de beaucoup la dépression nerveuse.

Nous avons déjà noté précédemment que dans les premières périodes de la syphilis éclatent souvent des neurasthénies toxiques.

Le professeur Fournier écrit que cette neurasthénie de la période secondaire est assez fréquente. « L'infection syphilitique devient certainement le prétexte, l'occasion, la cause d'un état neurasthénique diversement constitué » qu'il décrit sous le nom de « nervosisme secondaire » et que Ricord appelait pittoresquement « le branle-bas nerveux de la syphilis (1) ».

Ce qui prouve que cette neurasthénie est bien due à la diffusion de la toxine syphilitique, c'est qu'elle s'accompagne d'analgésies toxiques qui se distinguent nettement des analgésies hystériques (2).

(1) FOURNIER, *Leçons cliniques sur la syphilis étudiée particulièrement chez la femme*, 1881.

(2) FOURNIER, *Leçons sur la syphilis*, 2e éd., p. 605.

Cette neurasthénie est facile à diagnostiquer et à traiter, puisqu'elle cède au traitement mercuriel ordinaire dans la plupart des cas, ne nécessitant des soins spéciaux que rarement.

Pour les neurasthénies survenant plus tard et dues encore à l'intoxication syphilitique, nous nous en sommes longuement occupés lors du diagnostic des états neurasthéniques et de la paralysie générale, nous prions le lecteur de se reporter à ce chapitre.

Nous avons eu 25 anciens syphilitiques atteints de neurasthénie, 14 fois il s'agissait de syphilis tertiaire et 11 fois de syphilis secondaire.

Quelques médecins spécialistes n'hésitent pas à mettre sur le compte de l'infection blennorrhagique un certain nombre de neurasthénies.

Ce n'est guère dans la blennorrhagie aiguë qu'on rencontre cette complication, et cela doit tenir à la lente diffusion des toxines gonococciques dans l'organisme.

Au contraire, dans la gonorrhée, quand l'infection est déjà un peu ancienne, le fait n'est pas très rare.

Si nous consultons l'ouvrage si documenté de Jullien (1) nous voyons « que la gonorrhée, qui met en jeu et parfois si cruellement la sensibilité de l'appareil génito-urinaire laisse après elle diverses névropathies ».

Cros (2) réunit dans sa thèse un certain nombre de névralgies diverses dues à la blennorrhée ; Barrié (3) décrit une myélite blennorrhagique et le professeur Dieulafoy (4) dit : « Le système nerveux entier paraît pouvoir être atteint par cette toxi-infection. »

Le tableau clinique peut varier : il peut

(1) JULLIEN, *Traité pratique des maladies vénériennes*, 1885.

(2) CROS, *Localisation de la blenn. sur les n. périphériques*. Montpellier, 1894.

(3) BARRIÉ, *Névrites blennorrhagiques*. Thèse, 1894.

(4) DIEULAFOY, *Manuel de pathologie interne*, 1900.

être celui de la neurasthénie la plus banale et le malade dans ce cas ne cite même pas la goutte militaire dont il est atteint. Si on lui en parle, il répond que cela dure depuis des années et que cela n'a pas d'importance.

Si le médecin a la même opinion et ne met pas tout en œuvre pour tarir cette gonorrhée, il sera tout étonné de voir que sa neurasthénie « n'avance pas ». Nous avons vu deux fois le fait avant d'ajouter à cette causalité possible et nous avons dû changer d'opinion.

Souvent aussi les troubles locaux sont prédominants : ceux-ci après l'avoir été par Diday et Rollet (1) (1858) ont été surtout étudiés par Ultzmann dans un travail très complet sur les névroses des organes génitaux de l'homme.

Les douleurs uréthrales liées à la gonorrhée survivent parfois à tous les autres.

(1) Diday et Rollet, *Annuaire de la syphilis*, 1858.

symptômes et constituent une vraie névralgie du canal. Hunter en rapporte plusieurs exemples. Lagueau, de Castelnau, Vidal, Spengler, Carter, Ultzmann nous en donnent encore et l'état mental qui accompagne ces névralgies est bien celui des neurasthéniques, ainsi que l'insomnie, l'adynamie, les troubles gastro-intestinaux.

Deux malades que nous avons eus à soigner présentaient le syndrome neurasthénique type avec en plus ces douleurs uréthrales renouvelées à chaque miction qui les préoccupaient et les obsédaient au point que l'un ne parlait de rien moins que de se tuer pour mettre fin à pareilles douleurs.

Il faut dans ces cas, déterminer la composition bactériologique du pus matinal, explorer le canal, voir où siège le rétrécissement ; il faut faire des lavages au permanganate, au sublimé, faire des instillations selon la méthode de Guyon, il faut dilater avec des bougies ou des sondes Béniqué. Mais le traitement local approprié n'empêchera pas le traitement habituel des névroses par l'hydrothérapie, l'électricité, le régime alimentaire surveillé, l'isolement, bien que cela ne doive venir qu'en sus ; car il est certain qu'à part l'intoxication générale gonococcique, la lésion uréthrale entretient un trouble prostatique qui doit influer beaucoup sur l'état nerveux.

Laignel-Lavastine, dans une revue d'ensemble de cette question, exprime un avis semblable : « Toute lésion, tout trouble fonctionnel, toute malformation de l'appareil génito-urinaire a un retentissement sur l'état moral en créant un état de dépression qui peut créer à son tour soit de simples appréhensions, soit des états neurasthéniques, soit même de véritables délires... La démonstration expérimentale de la toxicité et de l'action hypertensive et cardiomodératrice des extraits de prostate, la fréquence des suicides chez les prostatectomisés, la facilité des épisodes neurasthéniques au cours des prostatites constituent trois catégories de faits permettant d'émettre l'hypothèse que ces troubles dépendent de perturbations glandulaires prostatiques... »

Ultzmann avait déjà bien vu cette conséquence prostatique de la gonorrhée dans certains cas et l'avait signalée.

Si nous nous rappelons que la prostate est une glande à sécrétion interne, à rôle très important, nous conviendrons que son mauvais fonctionnement doit augmenter beaucoup les troubles d'intoxication.

Les phénomènes intimes de la sécrétion glandulaire prostatique, son rôle physiologique sont des études à peine ébauchées.

Steinach, Camus et Gley, Iwanof, Walker ont essayé d'élucider cette question ; mais leurs découvertes sont encore très incomplètes ; nul doute qu'on trouvera à la prostate un rôle très important.

L'impuissance qui n'est que l'expression génitale de l'adynamie générale des neurasthéniques et qui existe chez la plupart des malades, devait fatalement compliquer les états nerveux, suite de blennorrhée : l'histoire de cette « syncope génitale (1) » a été bien faite par Langlebert, Diday et Roubaud, de Castelnau et Jullien.

Il est évident « qu'il faudra agir aussi énergiquement que possible sur l'état mental du sujet. Que les malades dont il s'agit soient constamment abattus et que leur esprit, dominé par un sentiment d'infériorité humiliante et de tristesse mêlée de quelque honte (2) » doivent entendre souvent les paroles réconfortantes du médecin, consolateur. Mais ce n'est pas là tout. L'impuissance de tels malades n'est pas uniquement psychique ; cher-

(1) Jullien, *loc. cit.*
(2) Jullien, *loc. cit.*

chons dans leur histoire nous trouvons la blennorrhée souvent longue, la prostatite, l'épidydimite ; les lésions de ces deux glandes : la prostate et le testicule, nous expliqueront que le traitement moral seul échoue dans ces cas.

Beard, dans sa monographie sur la neurasthénie génitale, insistait déjà sur la grande importance du traitement local : bains de siège, douches périnéales. Ce sont des moyens à ne pas négliger. On pourra faire aussi usage du psycrofore de Winternitz, instrument qui permet de soumettre la prostate à l'action locale du froid. On pourra appliquer la galvanisation locale de Benedikt et de Schultz ou la faradisation conseillée par Gilbert Ballet.

Nous nous sommes servi surtout du courant combiné à très faible intensité, mais en séances très longues. Nous recommandons surtout les injections sous-cutanées d'extraits orchitiques et prostatiques, nous en avons obtenu des résultats étonnants et cela est logique.

Neurasthénies féminines.

Les neurasthénies féminines peuvent relever des mêmes causes que celles de l'homme et dans notre étiologie nous n'avons pas distingué le sexe, puisque nous avons la plupart du temps trouvé les mêmes causes aussi bien chez l'une que chez l'autre.

Elles sont comme les hommes prédisposées à la dépression nerveuse par une hérédité généralement arthritique, par les mauvaises habitudes du milieu dans lequel elles vivent leur jeunesse; elles peuvent être comme eux atteintes de neurasthénies dites constitutionnelles qui pour nous ne sont que des neurasthénies venant des infections de l'enfance ; elles sont exposées comme eux aux contagions diverses : grippe, fièvre typhoïde, syphilis et aux intoxications digestives. Elles ont donc comme eux des neurasthénies relevant de ces causes différentes. Mais il existe pour elles une étiologie et une pathogénie particulières et c'est sur celles-ci que nous voulons insister.

Weir-Mitchell a très bien observé et décrit la neurasthénie féminine, Playfair un peu plus tard, également. Le premier a fait ressortir avec raison la fréquence et l'importance de la cause suivante : le surmenage au chevet d'un malade. « Les soins répétés et continus, que la femme en sa qualité de garde-malade naturelle, est souvent obligée de prodiguer à un de ses proches, à son père, à son mari, à son enfant deviennent la cause de fatigues physiques tenant à l'alimentation insuffisante, à la vie renfermée, à l'insomnie ; il s'y ajoute les angoisses, de continuelles préoccupations et quelquefois le chagrin d'une terminaison fatale. »

Quand la maladie est arrivée par ces causes, elle est souvent aggravée par « la tendresse, la sympathie exagérée d'une mère, d'une sœur. La malade souffre de la colonne vertébrale, on la presse de se reposer ; elle ne peut pas lire, on lui fait la lecture ».

Surmenage, émotions pénibles, mauvaise hygiène, telles sont en résumé les causes de cette neurasthénie de la garde-malade. Nous avons observé 17 états neurasthéniques relevant de cette étiologie : mais dans 10 cas il existait d'autres causes antérieures d'intoxication et d'épuisement du système nerveux : fièvre typhoïde, tuberculose, rhumatisme, syphilis, salpingo-ovarite. Sept fois seulement les causes morales et physiques de ce surmenage particulier, telles que les décrit Weir Mitchell, avaient développé seules des neurasthénies.

Aussi n'hésitons-nous pas à dire que c'est loin d'être la cause la plus fréquente de la neurasthénie féminine, ainsi qu'on l'avait prétendu, et donnons-nous aux troubles utéro-ovariens une importance étiologique beaucoup plus importante.

Un certain nombre d'auteurs anglais et américains ont déjà insisté sur ce point; en particulier Playfair (1), Graily-Hewett (2), John Ault (3), Rohé (4), ainsi d'ailleurs que le professeur Pozzi (5) en France.

Le lien intime unissant les organes génitaux et le système nerveux a été observé de tous temps; les changements que subissent ces organes quand ils deviennent aptes à la fécondation exercent sur le système nerveux une action réflexe qui en diminue la résistance et en exagère la sen-

(1) PLAYFAIR, Nerveprostation and hysteria connected with disease uterine, *Lancet*, 25 avril 1890.

(2) GRAILY-HEWETT, *Reynold's system of medecin*, vol. V.

(3) JOHN AULT, Uterine dyskinesia. *Med. and Surgeon Reporter*, mars 1883.

(4) ROHÉ, *Americ. Journal of Obst.*, 1892.

(5) POZZI, *Traité de gynécologie*, 1897.

sibilité. Même les femmes bien portantes se ressentent de la puberté et le montrent par des altérations du caractère, une impressionnabilité, une irritabilité, des pleurs, des névralgies, des céphalalgies.

Rappelons que c'est à l'occasion de la puberté que s'exagèrent ou éclatent les troubles psychiques de la dégénérescence mentale : phobies, scrupules, obsessions. Il y a là dans la vie féminine un moment critique qui est le point de départ ou l'occasion des névroses. Nous en voyons la cause dans le mode de fonctionnement des ovaires : glandes à sécrétion interne.

En effet, le non-établissement de la fonction ovarienne doit et peut être l'occasion d'états neurasthéniques. Sollier et Chartier (1) rapportent le cas d'une jeune fille dont la fonction menstruelle a toujours été irrégulière pour se supprimer tout à fait un beau jour; le résultat est « une fatiga-

(1) Sollier et Chartier, *Congrès de Dijon*, 1908.

bilité très grande, une grande difficulté de tout effort physique, un essoufflement facile, la grande difficulté de l'expression des sentiments, la lenteur des opérations mentales », bref le tableau d'une asthénie générale grave.

Nous pouvons citer un cas absolument identique à celui-ci. Dans ces deux cas le traitement opothérapique par l'ovarine ou l'extrait d'ovaire amena une résurrection complète de l'énergie physique et intellectuelle.

D'ailleurs Léopold Lévi, Sollier (1) montrent par un grand nombre d'exemples que la suppression ou l'irrégularité des règles sont la cause certaine de troubles neurasthéniques.

La ménopause s'accompagnant de la cessation des fonctions ovariennes doit et paraît être la cause déterminante des troubles psychiques et nerveux de caractère

(1) SOLLIER, LÉOPOLD LÉVY, *Communication au Congrès de Dijon*, 1908.

toxique : peut-être d'ailleurs par la perturbation simultanée d'autres glandes à sécrétion interne. Nous avons vu 5 fois des états neurasthéniques relevant de cette étiologie et ce qui prouve que nous avions raison c'est qu'en outre de l'anamnèse et de l'historique de ces syndromes, ils ont été améliorés puis guéris par l'administration bien réglée d'ovarine et de thyroïdine.

La grossesse, qui met la femme en état d'auto-intoxication pendant toute sa durée, peut se traduire quelquefois par des troubles nerveux tels que : préoccupations, dépression, modification du caractère, perversion du goût et de l'odorat, mais ne paraît pas réaliser le syndrome neurasthénique. L'intoxication doit être trop légère, et ne pas durer assez longtemps pour cela ; ou plus intense ou massive, cette intoxication donne lieu à des phénomènes délirants ou convulsifs (1).

(1) Voir à ce sujet Doléris, *Société de biologie*, 1883-85-86. *Congrès de Blois*, 1887. — Tarnier et Cham-

Si l'intoxication a besoin d'être lente, progressive et prolongée pour donner lieu aux états neurasthéniques, on comprend que les maladies utéro-annexielles les provoquent.

Dans son *Traité de gynécologie*, le professeur Pozzi (1) s'exprime ainsi : « Une des conséquences des affections génitales qui durent depuis de longues années est un état de neurasthénie particulière, de dépression excessive du système nerveux qui rend la femme incapable de tout effort », et Bouilly (2) s'exprime de même à propos des déviations utérines.

Quelle interprétation donner à ces faits ? Bouilly « après avoir examiné avec soin un nombre considérable de déviations utérines avoue manquer d'explications (3) ». Tâchons cependant d'en donner une.

BRELANT, *Société de biologie*, 1892, et *Gazette des hôpitaux*, 1892. — NEUMANN, *Société médicale de Berlin*, 1892. — BUÉ, HERGOTT, *Gazette hebdomadaire*, 1893.

(1) POZZI, *Traité de gynécologie*, 1897.

(2) BOUILLY, *Manuel de pathologie externe*, 1897.

(3) BOUILLY, *Idem*.

Il est une première remarque à faire, c'est que ces désordres restent latents pendant fort longtemps, que « l'évolution de ces déviations utérines et métrites chroniques se comptent par années. Il n'est pas rare d'entendre des femmes faire remonter leurs lésions à 12, 15, 20 ans même (1). » Pendant tout ce temps, l'utérus a été rempli d'une leucorrhée abondante, parfois plein de muco-pus ; pendant tout ce temps la muqueuse utérine exfoliée baignant continuellement dans ce pus, en a absorbé les toxines.

Ajoutons que ces maladies utérines s'accompagnent toujours de troubles des voies digestives, et nous avons vu précédemment que dans les maladies digestives anciennes, il y a absorption par l'organisme de poisons tels que : indol, scatol, pyrocatéchine dont l'action toxique s'ajoute à la précédente.

(1) Bouilly, *Manuel de pathologie externe*, 1897.

Robert Barnes (1) attribue même une grande importance à la résorption des matières excrémentitielles due à la constipation des utérines, qui donne lieu pour lui à une vraie coprémie.

Il s'y surajoute même une troisième intoxication soit par action réflexe, soit par lésion salpingo-ovarienne ; en effet, s'il n'y a pas toujours coïncidence de salpingo-ovarite, on peut dire que cette complication est très fréquente et que « généralement dans les cas de métrite ancienne on peut sentir les annexes augmentées de volume, plus ou moins déplacées et réveiller à leur niveau une sensibilité marquée ou une véritable douleur ». De toutes façons, dans ces cas on reconnaît que la fonction ovarienne est troublée.

Dix-huit fois les neurasthénies féminines nous ont paru relever nettement de cette étiologie génitale : métrite ancienne, avec

(1) Robert Barnes, *Traité clinique des maladies des femmes*, 1896.

rétroflexion dans 7 cas, antéversion dans 4, latéroflexion dans 3.

La présence de polypes ou de corps fibreux dans l'utérus par l'inflammation locale qu'elle entretient, par la constipation opiniâtre et la rétention d'urine, par les phénomènes de compression et de pelvipéritonite, qu'elle détermine, peut amener également des états neurasthéniques ; nous en avons vu un beau cas relaté par A. Leblond dans les *Annales de gynécologie* et deux autres qui nous sont personnels : tous ne se sont terminés qu'après opération, bien qu'on eût essayé longtemps, mais sans succès, de thérapeutique générale bien conduite.

Mais ce sont surtout les maladies ovariennes qui provoquent les complications nerveuses dont nous parlons. Bouilly avait déjà dit : « Ces maladies développent chez un grand nombre de femmes des phénomènes neurasthéniques : le caractère s'altère et devient capricieux, souvent triste et mélancolique; les impressions deviennent vives, exagérées. On constate de l'hyperesthésie spinale, des algies diverses : les forces se perdent, la fatigue suit le moindre effort et avec une bonne apparence de santé générale ces femmes deviennent de vraies invalides, incapables d'occupation et de distraction. »

Or, ces lésions annexielles, et cela va de soi, produisent soit l'aménorrhée, soit la dysménorrhée, en tout cas un trouble de la fonction ovarienne à laquelle nous rapportons une grande partie des troubles neurasthéniques.

Nous avons vu 22 salpingo-ovarites auxquelles nous avons attribué la cause de la dépression nerveuse et légitimement, puisque tant que nous n'avons pas traité et amélioré cette épine ovarienne, nos malades n'ont pas été mieux de leurs états neurasthéniques.

Le professeur Pozzi avec sa grande compétence n'hésite pas à écrire : « Chez les femmes qui ont subi la castration, et sont par cela même aménorrhéiques, il n'est pas rare d'observer l'apparition de ces troubles nerveux constitués par des douleurs lombaires, des bouffées de chaleur, des vertiges, une irritabilité de caractère spéciale », et un peu plus loin, il ajoute : « Dès qu'on leur donne de l'extrait ovarien, ces troubles s'amendent. »

Les chirurgiens américains, Battey par exemple, ont peut-être exagéré l'importance des troubles menstruels et des troubles de la castration dans la genèse des maladies nerveuses et mentales, mais il n'est pas douteux qu'ils n'aient eu en partie raison.

Si un neurologiste, comme De Ranse (1), en décrivant un syndrome pelvi-abdominal, dit qu'on a tort de prendre les altérations des organes pelviens pour la cause, parce qu'ils ne sont qu'une conséquence ; si Robin et

(1) De Ranse, *Notes sur un syndrome pelvi-abdominal*, 1904.

Dalché (1) disent que, dans 27 observations, les troubles originels n'ont pas cessé après l'opération, et se croient autorisés à en conclure que ces lésions sont effets plutôt que causes des troubles fonctionnels, nous nous permettrons de ne pas être de cet avis, et de dire que si on ne soigne pas en même temps l'état général et l'état local de ces malades, on n'aboutit à rien.

Laignel-Lavastine (2) dit « : Chez les ovariotomisées, à côté des psychoses dégénératives survenant sur un terrain prédisposé à l'occasion d'un traumatisme, il faut admettre des troubles psychiques allant du trouble nerveux à la confusion mentale, et qui paraissent bien dépendre directement de l'insuffisance ovarienne, car en plus des raisons cliniques de cette interprétation, le traitement par le corps jaune les améliore toujours et les guérit quelquefois. »

(1) Robin et Dalché, *Traitement médical des maladies des femmes*, 1903.

(2) *Congrès de Dijon*, 1908.

D'ailleurs Raymond et Janet (1) estiment qu'il faudra faire plus large place aux auto-intoxications d'origine génitale pour expliquer la neurasthénie féminine : Gilbert Ballet (2) fait observer « qu'elle est souvent consécutive à des désordres de l'appareil utéro-ovarien », enfin Levillain (3) croit « que chez la femme les lésions ou même les fonctions de l'appareil utéro-ovarien jouent un rôle important dans la pathogénie et l'évolution des troubles neurasthéniques ».

En résumé, nous admettons que si les trois états physiologiques de la vie de la femme (puberté, menstruation, ménopause) prédisposent celle-ci aux états neurasthéniques, les troubles de ces fonctions, ainsi que les troubles amenés dans l'appareil utéro-ovarien par des lésions anciennes et infectieuses de cet appareil,

(1) Raymond et Janet, *loc. cit.*
(2) Gilbert Ballet, *loc. cit.*
(3) Levillain, *loc. cit.*

sont capables de créer des états neurasthéniques.

Les émotions tristes, la vue des souffrances ou des longues maladies d'êtres chers, les ennuis, les déboires, les pertes d'argent doivent-ils figurer légitimement parmi les causes des états neurasthéniques ?

On voit que je suis loin de ceux qui voudraient « que la seule cause déterminante de la neurasthénie soit toujours une cause morale (frayeur, soucis, chagrins) » comme l'écrivent Thiroux (1) ou Levillain (2). Pour ces auteurs, « la neurasthénie existerait toujours *in posse* et quand elle se développe par une intoxication, une infection, un traumatisme, une émotion, elle ne ferait qu'apparaître sous l'influence d'une cause provocatrice mais non créatrice ».

On a dit que, souvent, la neurasthénie

(1) THIROUX, Thèse de Paris, 1892.
(2) LEVILLAIN, *Essai de Neurologieclinique*, 1896.

venait du surmenage moral qui est imposé aux malades par leurs obsessions ».

Il nous semble que l'obsession est un symptôme neurasthénique et qu'elle ne peut s'installer, pour ne parler que des asthéniques, que comme phénomène consécutif à l'état neurasthénique. Je pense que pour qu'une idée prenne les caractères particuliers d'irresistibilité, d'automatisme, propres à l'idée obsédante, il faut que le sujet soit déjà atteint de l'aboulie propre à l'asthénie. La neurasthénie ne me semble donc pas pouvoir être secondaire à l'obsession; je crois que c'est juste le contraire.

Bouveret (1) écrit ces phrases : « Il est bien peu d'états neurasthéniques à l'origine desquels on ne puisse découvrir une ou plusieurs de ces passions dépressives. Si je ne craignais pas d'exagérer, je dirais volontiers, en me basant sur mon expérience personnelle, que tout neurasthé-

(1) Bouveret, *la Neurasthénie*.

nique a plus ou moins souffert dans la sphère des facultés affectives. »

Je vais plus loin que Bouveret, et je dirai : quel est l'être humain qui n'a pas plus ou moins souffert dans la sphère des facultés affectives? Seulement ce n'est pas une raison suffisante, ni même prédisposante, pour devenir neurasthénique, sans quoi nous le serions tous.

Dutil exprime la même idée quand il dit : « Dans la majorité des cas, il existe un état psychique antérieur qui a précédé et, pour une bonne part, réalisé et la dépression cérébrale et les divers troubles du syndrome de Beard. Cet état mental préalable, c'est le plus souvent la rumination douloureuse par le futur neurasthénique d'une pensée triste, d'un événement pénible (deuil, revers de fortune, remords, déception, etc.). » Nous ne pensons pas que « cet état de contrainte morale, d'inquié-

(1) Dutil, la Neurasthénie, in *Pathologie mentale*, Paris, 1903.

tude d'esprit » soit facteur d'épuisement nerveux.

Si l'idée s'impose assez à l'esprit pour devenir une rumination incessante, une obsession, c'est que le sujet est déjà malade, que son asthénie était déjà établie, et ce n'est donc pas l'obsession qui l'a créée.

Les influences morales (chagrins, ennuis, déboires) par le monoidéisme, dont elles sont la cause, agiraient sur le cerveau comme le surmenage en déterminant dans certains territoires cérébraux, une fatigue qui pourrait être la cause d'états asthéniques.

La plupart des malades font remonter leurs accidents nerveux, à une cause morale, souvent insignifiante d'ailleurs; ils hésitent rarement à attribuer à une perte d'argent, à un ennui, à une préoccupation morale, à la maladie ou la mort d'un être cher la cause principale, sinon unique, de tous leurs maux.

Beaucoup de médecins suivent le mouvement et certains auteurs, d'ailleurs éminents, insistent sur cette étiologie, qu'ils jugent essentielle. Nous ne l'avons jamais vue et nous nous inscrivons en faux contre cette assertion ; on ne devient pas neurasthénique, à la suite d'un chagrin ou d'une peine ; mais, de plus, nous jugeons la chose impossible.

A cause psychique correspond une maladie psychique : le chagrin, la peur, par exemple, entraîneront l'hystérie ou l'hystéro-traumatisme ou la sinistrose ; seules, une ou des causes physiques peuvent créer une maladie à symptômes objectifs et physiques comme la neurasthénie.

Quel est l'individu, même le plus favorisé par la « veine », qui n'a pas à chaque instant de son existence, des ennuis, des chagrins ou des peines? On ne devient pas neurasthénique pour cela ou le monde serait peuplé de neurasthéniques, puisque la somme des événements malheureux est certainement de beaucoup supérieure à celle des plaisirs ou des bonheurs.

Nous connaissons tous des individus, dont la vie n'est que peines, chagrins ou malheurs, qui ne peuvent rien entreprendre sans voir tout mal tourner, qui ont, en un mot, une « guigne perpétuelle ». En deviennent-ils neurasthéniques ? Pas du tout ; ils opposent généralement à l'adversité un front calme et une âme sereine.

Au contraire, ce sont souvent des favorisés de la fortune — dans tous les sens de ce mot — des heureux de ce monde, qui deviennent neurasthéniques, et les événements malheureux, qu'ils donnent comme cause de leur maladie, sont insignifiants, banaux, tels que chacun d'entre nous doit en supporter tous les jours.

Non, certainement non, pas plus à titre de prédisposition que comme cause déterminante, les chagrins, les ennuis et les peines, les causes morales, en un mot, ne peuvent créer les neurasthénies.

N'ayant pas trouvé cette étiologie dans 200 observations de neurasthénies authentiques, nous en nions d'autant plus la possibilité que la cause morale est d'un autre ordre que toutes les autres causes que nous avons accoutumé de rencontrer à ces états.

D'ailleurs, à la suite des grands sinistres, des grandes catastrophes ; dans l'histoire des maladies traumatiques trouve-t-on la neurasthénie comme conséquence ? Non. L'expérience prouve que la neurasthénie traumatique n'existe pas ; une bonne part des faits qui lui sont reprochés sont d'ordre hystérique, les autres d'ordre mental.

La neurasthénie reste un syndrome qui vient peu à peu, par addition lente de poisons à d'autres poisons : l'ascendance des malades, leur histoire ; l'étiologie, la pathogénie, le traitement de leur maladie, tout le prouve, il ne faut donc pas nous étonner qu'il ne puisse pas y avoir place pour une étiologie d'ordre moral.

Étudions maintenant la fatigue et le surmenage comme causes des états neurasthéniques et tâchons d'en déterminer le mode d'action.

Toutes les questions physiologiques relatives à la fatigue physique et intellectuelle ont été traitées par Jean Muller (1), Helmotz, Wundt, Ludwig, Kronecker (2) et Mosso (3) qui ont démontré que toute excitation quelconque est suivie d'un certain degré de fatigue et que le défaut d'énergie dans les mouvements d'un homme fatigué dépend comme chez la grenouille, de ce que le muscle en travaillant produit des substances nocives qui l'empêchent de se contracter. Cela est prouvé par le fait que nous faisons dans la fatigue des respirations plus fréquentes et plus profondes, pour chasser du corps

(1) J. Muller, *Handbuch der Physiologie des Menschen*, vol. II.

(2) Kronecker, *Uber die Ermudung*. Leipzig, 1871.

(3) Mosso, *la Fatigue*. Alcan, Paris, 1903.

les produits de désassimilation de nos muscles.

Dès 1812, le grand Gœthe (1) s'exprimait ainsi : « Toutes les recherches que j'ai faites sur la fatigue cérébrale tendent à l'assimiler absolument à la fatigue musculaire. » Plus tard, Pflüger, Preyer et Snutz établirent solidement les fondements de cette doctrine.

Ranke pour démontrer que dans le muscle s'accumulent des produits nuisibles à la contraction, fit un extrait aqueux des muscles ayant travaillé et l'injecta dans des muscles frais ; il vit diminuer aussitôt leurs contractions ; et A. Gautier démontra que les substances, qui empêchent ou diminuent les contractions, sont dérivées des substances albuminoïdes des cellules vivantes, qu'elles sont des leucomaïnes.

Les cellules du cerveau en travail doi-

(1) Goethe, *Zur Farbenlehre*, 1812.

vent éliminer des substances nocives, véritables scories du travail intellectuel ; et, plus sera intense la vie du cerveau, plus abondantes seront les déjections de ces cellules, qui souillent le milieu dans lequel elles vivent.

C'est ce qu'admet Marfan dans le *Traité de pathologie générale* de Bouchard : « A l'épuisement dynamique se joindrait donc une véritable auto-intoxication de la substance de la cellule, par des corps qui en dérivent. Ces deux facteurs s'unissent pour provoquer la fatigue cérébrale et l'on peut dire avec Bain que la pensée épuise la substance nerveuse aussi infailliblement que la marche épuise les muscles. »

Gley, plus tard, montre que la fatigue intellectuelle produit des modifications circulatoires, ainsi que des modifications thermiques et nutritives, qui semblent bien relever de l'intoxication.

Et Mosso voit dans la lourdeur de tête, le manque d'énergie, le changement d'humeur, consécutifs au travail cérébral l'indice d'une intoxication cérébrale indéniable.

La fatigue intellectuelle, qu'on peut donc considérer comme un empoisonnement, peut altérer la constitution du sang et les conditions de la vie sans que nous ressentions autre chose qu'une sensation d'épuisement. Mais elle peut se traduire par des phénomènes subjectifs différents avec les individus. Mosso fait remarquer que pour Buffon, c'était une chaleur générale et la sueur; pour Charles Darwin des vertiges; pour Maurice Schiff, des tournoiements de tête et pour Mosso lui-même des irrégularités du pouls et de la tachycardie — tous phénomènes qui sont des symptômes d'intoxication.

Normalement ces substances nocives sont brûlées par l'oxygène du sang, une autre partie est neutralisée sur place par les lipoïdes sanguins, la grosse masse est emmenée par la circulation au foie, où normalement elle est neutralisée, puis éliminée par les reins.

Le monoidéisme, que crée l'attention longtemps appliquée sur un même objet, ne laisse pas à la partie du cerveau en travail le temps de neutraliser ces toxines ; il y a donc ralentissement de vie dans cette partie, par intoxication. Mais notons aussi que s'il y a dans la circulation générale beaucoup de toxines, de poisons microbiens, ceux-ci viendront se fixer de préférence sur ces parties du cerveau momentanément affaiblies, inhibées qu'elles sont par cette fatigue.

Stcherbak remarquait déjà que l'action nocive du surmenage intellectuel paraît dépendre plus de sa durée et de l'insuffisance du repos que de l'intensité du travail intellectuel.

Nous sommes absolument du même avis: le surmenage, et la remarque ne doit pas pouvoir s'appliquer aux causes morales, à cause de la faculté d'oubli donnée à la nature humaine, n'agit que s'il est faible et longtemps continué ; s'il est trop violent l'individu en général s'arrêtera, le cerveau épuisé, ou, s'il peut continuer, c'est qu'il possède un organisme taillé pour un travail formidable; Exemples : Napoléon, Thiers, Gambetta, etc., et il n'y a pas de chance pour qu'il devienne jamais un neurasthénique. Au contraire, l'individu moyen travaillera à petites doses, mais d'un effort longtemps continué et sans repos suffisant, et cela pourra le mener tout droit à la neurasthénie, à l'épuisement nerveux.

Ces phénomènes sont analogues à ceux causés par l'infection, qui violente, grave ou brusque, produit la maladie mentale mais qui peu intense et durant longtemps, produit l'asthénie nerveuse.

Il faut tenir grand compte des conditions hygiéniques dans lesquelles vit l'homme qui travaille par la pensée. Il est presque toujours assez enfermé, prenant rarement l'air et peu d'exercice — toutes conditions qui font se développer les ralentissements divers de la nutrition. Ses combustions sont incomplètes, il élimine mal les déchets de son organisme, « son sang s'alourdit », comme dit Godlewski très justement. Comment son cerveau déjà affaibli par la fatigue intellectuelle, baigné par un sang intoxiqué à cause des mauvaises fonctions qui se font chez lui, pourrait-il lutter efficacement? Son foie luttera quelque temps, mais les éliminations se feront de plus en plus mal ; ses lipoïdes cérébraux s'épuiseront bientôt, puis succomberont et la dépression nerveuse s'installera.

Notons que pour les femmes les neurasthénies sont certainement aggravées, sinon amenées, par la fatigue excessive de la vie mondaine. Certaines femmes du monde font 10 ou 15 visites par jour ; si ensuite elles vont souvent dîner en ville, puis en soirée ou au théâtre, pensez à quelle fatigue, à quel surmenage ces malheureuses se condamnent ; il s'y ajoute comme pour l'homme le manque d'exercice à l'air et l'intoxication gastro-intestinale, car les dîners mondains ne sont pas précisément faits pour des dyspeptiques.

Les neurasthéniques, les vrais sont-ils fréquemment des toxicomanes ? Beaucoup de médecins le croient et le disent, beaucoup d'auteurs l'écrivent.

Nous nous permettons de ne pas être de cet avis.

« Le mot toxicomane désigne d'une façon aussi commode qu'exacte toute cette catégorie de gens qui, par habitude, s'intoxiquent avec des produits divers, dans le but de se procurer des sensations agréables dont la forme et l'identité varient suivant la nature et la quantité du toxique employé, sensations qui peuvent aller de l'atténuation ou de la cessation d'une douleur physique, de la simple euphorie, jusqu'aux rêves, aux hallucinations, aux jouissances, aux voluptés mystérieuses des paradis artificiels (1). »

La dépression, conséquence d'une auto-intoxication, provenant d'une imperfection physiologique ou de l'ébranlement de l'organisme par un agent pathogène ou par une toxine conduit-elle à cette maladie, la toxicomanie? Nous ne le pensons pas.

Les toxicomanes se recrutent parmi les névrosés, les malades à hérédité chargée, les dégénérés. Les auteurs disent : surtout; nous disons, nous, toujours. Les dégénérés seuls viennent au monde avec un système nerveux mal fait, qui leur donne ce « sentiment d'incomplétude », nécessaire pour aimer, pour éprouver le besoin de s'intoxiquer. L'homme, primitivement sain, quand il est déprimé par les multiples intoxications : digestives ou infectieuses par exemple, quand il est un neurasthénique, peut être la victime de méde-

(1) Louis Viel, la Toxicomanie, *Presse médicale*, décembre, 1909.

cins imprudents, de droguistes éhontés, de charlatans de quatrième page de journaux : il absorbera kolas et cocas de toutes marques, il prendra peut-être un peu d'éther ; mais si on lui démontre les dangers de ces pratiques, si on lui supprime ces drogues dangereuses, il sera assez raisonnable pour écouter les bons conseils.

A des toxicomanes, au contraire, à des morphinomanes en particulier, puisque c'est eux qu'on rencontre le plus fréquemment, allez donc faire de la psychothérapie, démontrez-leur qu'ils ont tort de se morphiner, vous perdrez votre temps.

Enfermez-les, oui ; privez-les de leur précieuse morphine ; mettez à côté d'eux un cerbère averti ; veillez jour et nuit et souvent ils trouveront encore moyen de se moquer de vous. Le médecin praticien n'a aucune idée des ruses d'Apache sur le sentier de la guerre qu'emploie le morphinomane pour tromper la surveillance. Tous les moyens, même les plus coupables, sont bons dans cette lutte sans merci.

« Dans l'état d'abstinence, le morphinomane est un véritable aliéné, c'est un délirant, c'est un maniaque, c'est un irresponsable (1)... Dans cet état, le morphinomane tuerait celui qui l'empêcherait de prendre de la morphine. Il briserait tout ; le vol, la prostitution, rien ne l'arrête, quand il s'agit de se procurer le poison. »

Il y a loin de ce tableau lamentable, où tout sentiment éthique a disparu, par impulsion maladive, par besoin impérieux avec l'individu neurasthénique, qui absorbe un peu de kola pour se donner du ton. L'un est un malade dont le tonus physique et psychique est abaissé temporairement par l'intoxication ; l'autre est un aliéné chronique qu'on prive, par la force, d'un euphorique qui lui est néces-

(1) PAUL RODET, *Morphinomanie et morphinisme.* Paris, 1897.

saire, qu'il s'empressera de reprendre à la moindre occasion.

Le meilleur préservatif du neurasthénique contre les empoisonnements variés dont se délecte le dégénéré, est son mauvais état physique d'abord.

Ses organes de défense, très touchés par l'auto-intoxication ne lui permettent pas, l'insouciance du dégénéré : à supposer qu'il ait le désir de se piquer à la morphine, et il l'a quelquefois tellement il est découragé, il aura un ictère qui l'avertira que son foie ne supporte pas ces fantaisies, ou il augmentera sa céphalée ou il deviendra tellement constipé, qu'il renoncera bien vite à la divine drogue. Et l'état de malaise dans lequel le laissera cet essai ne lui donnera pas envie de le recommencer.

Son état mental fait de la préoccupation constante de son moi amoindri et de la crainte continuelle de nouveaux maux pouvant l'atteindre, le mettra encore à l'abri de la toxicomanie.

Le toxicomane a une insouciance, une indifférence pour son avenir, un « je m'en fichisme » absolu qui lui permet toutes les fantaisies dans l'administration des poisons. Qu'importe le respect humain, la famille, l'humanité tout entière pourvu qu'il ait son poison à bonne dose. Il devrait en périr une heure plus tard qu'il ne s'en piquerait pas moins s'il est en appétit. Le neurasthénique présente un état d'esprit absolument contraire. Il se tourmente de tout et de tous; se préoccupe du présent, de l'avenir ; sa peur de la souffrance et surtout de la mort est tellement exagérée qu'il en est ridicule. On ne s'empoisonne pas de gaîté de cœur quand on n'ose même pas prendre un bifteck sans la permission de son médecin.

Le toxicomane et le neurasthénique ne sont pas de même espèce : l'un n'est pas l'autre, l'un ne devient pas l'autre.

Après avoir vu que l'ascendance de nos malades les prédisposait à l'auto-intoxication, que leur histoire pathologique renfermait en grand nombre des maladies à poison, après avoir attribué à l'intoxication de leur organisme en général puis à celle de leur cerveau en particulier, la cause de leurs maux, il nous reste à prouver maintenant que l'état neurasthénique constitué est lui-même un syndrome d'intoxication.

Besogne facile. Prenons, en effet, l'un après l'autre, chacun des huit symptômes cardinaux de la neurasthénie et cherchons-en l'interprétation.

Le mal de tête neurasthénique est une céphalée ; le terme même implique une opiniâtreté, une continuité qui le distingue du mot céphalalgie. Cette céphalée est à rapprocher de toutes celles qui ne sont que le premier symptôme des maladies infectieuses aiguës : pneumonie, grippe, dothiénenterie, ou de la céphalée urémique par exemple ; elle est bien certainement un trouble d'auto-intoxication

L'adynamie se trouve à l'état grave et

même peut devenir un véritable collapsus, dans toutes les maladies infectieuses aiguës ; que ce soit au cours d'une fièvre typhoïde, d'une diphtérie, d'une grippe grave, elle est produite par l'envahissement de l'organisme, par les toxines des microbes, qui sont la cause de ces maladies. L'adynamie se trouve dans les empoisonnements ; dans les affections du foie, des capsules surrénales dont le rôle antitoxique est nécessaire à la vie normale. Il n'y a donc rien d'étonnant à ce que nous considérions l'adynamie, comme symptôme d'auto-intoxication dans les états neurasthéniques.

Pour les troubles gastro-intestinaux, personne ne contestera qu'ils ne soient sous l'influence de l'empoisonnement ; qu'on le considère comme secondaire ou non, tout le monde l'admet ; nous avons de bonnes raisons pour prétendre que cet empoisonnement organique est essentiel et primitif.

L'état saburral de la langue, la douleur provoquée par la palpation des organes abdominaux, la constipation habituelle, les modifications du foie, la présence dans l'urine d'indican, de scatol, de pyrocatéchine (que nous avons trouvés dans 48 cas sur 100) ; le chiffre élevé des sulfo-éthers, la réaction de Gmelin, souvent positive du sérum sanguin : tous ces symptômes sont bien des symptômes d'auto-intoxication. L'état mental de l'asthénique, sa dépression, son apathie, son indifférence à tout, ses idées de pessimisme, de tristesse, de suicide même, sont bien l'état mental de l'empoisonné. Le cholémique, le morphinique ou l'alcoolique, dans l'attente de son poison, présentent bien cet état mental particulier.

Les changements de pression artérielle sont commandés par les glandes à sécrétion interne : qu'il s'agisse d'hyper ou d'hypotension, je crois que ces troubles vaso-moteurs sont nettement d'origine toxique ou infectieuse.

On trouve l'exagération des réflexes dans la plupart des empoisonnements lents de l'organisme. La fatigue, le morphinisme, l'alcoolisme amènent cette exagération.

Quant à l'inversion de la température, nous remarquons d'abord que l'acmé matinale coïncide avec l'exagération de la céphalée et la recrudescence des malaises neurasthéniques : vertiges, adynamie, pensées pénibles, etc.

Nous prétendons que dans l'asthénie, il y a, chaque matin, une période de quelques heures où l'intoxication générale est à son maximum, contrairement à ce qui se passe dans les infections aiguës, où le maximum des troubles a lieu vers 4 heures du soir et que c'est cette intensité spéciale de l'intoxication la cause de ces phénomènes.

Voyons comment et pourquoi. La physiologie nous apprend que, chez l'homme normal, en bonne santé, la température subit une courbe dont le minimum existe vers 4 heures du matin, pour voir son maximum arriver vers 4 heures du soir — c'est là, pour Ch. Richet, une périodicité rythmique propre à la nature des centres nerveux, qui ne fait que s'exagérer dans les infections. Or dans les états neurasthéniques l'oscillation est exactement inverse de celle-ci.

Des expériences que nous avons faites sur l'excrétion urinaire de ces malades, aux différentes heures, nous avons pu nous convaincre par l'analyse chimique que de 10 heures du soir à 10 heures du matin, l'excrétion urinaire est beaucoup moins intense que dans l'autre moitié des 24 heures ; qu'il y a, dans cette période, rétention des matières excrémentitielles.

Pour nous, c'est donc cette hyperintoxication matinale de l'organisme qui est la cause de l'hyperthermie (légère d'ailleurs puisqu'elle ne dépasse que rarement 7/10).

Pourquoi ce phénomène a-t-il lieu à cette heure? voilà ce que nous ignorons absolument; nous savons du moins qu'il y a entre 10 heures du soir et 10 heures du matin hyperintoxication dans les états neurasthéniques et là comme ailleurs c'est l'intoxication qui en domine l'histoire.

Les troubles du sommeil nous paraissent également sous l'influence de cette hyperintoxication. Leur modalité habituelle, c'est-à-dire que le malade endormi de bonne heure se réveille peu après en proie à l'agitation, aux idées pénibles et ridicules qui galopent dans son cerveau, les rapproche d'un délire onirique très peu intense et confirme notre interprétation.

Je sais bien que l'analyse d'urine ne montre pas toujours de l'indican, du scatol, qui sont de gros symptômes d'intoxication, mais l'excès d'acide urique par rapport à l'urée, l'excès des chlorures et des phosphates terreux, l'abaissement du coefficient azoturique (1) ; la glycosurie fréquente, l'oxalurie déjà signalée par Beard, doivent bien être des signes de ralentissement de la nutrition et, par conséquent, d'intoxication.

Si nous consultons le remarquable article de Roubinovitch (2) sur les troubles mentaux dans les intoxications, ainsi que les nombreux travaux du professeur Régis (3), sur ce sujet, nous voyons qu'on retrouve l'onirisme ou l'état de rêve, pénible le plus souvent, à la base de toutes les psychoses toxiques, qu'elles soient éphémères ou durables et l'égoïsme « en ce sens que le malade, loin de rester simple spectateur, y prend la part la plus active, mêlant intimement ses propres intérêts, ses propres sentiments à ce qui se passe dans ses cauchemars ».

(1) Maurice de Fleury, *loc. cit.*

(2) Roubinovitch, in *Précis de pathologie mentale*. Paris, 1903.

(3) Régis, *les Psychoses d'intoxication*, 1898, et beaucoup d'autres publications.

Un deuxième caractère des psychoses par intoxication est l'obnubilation de l'intelligence allant souvent jusqu'à la confusion mentale et s'accompagnant d'amnésie immédiate.

Nous retrouvons dans l'état mental des asthéniques ces caractères particuliers, très estompés certes, beaucoup moins graves, mais d'une façon constante pour qui observe bien ces malades.

N'ont-ils pas l'amnésie, l'obnubilation intellectuelle, l'impossibilité de fixer leur attention, l'aboulie, l'égoïsme forcené et « l'impression de vivre un long cauchemar » ?

Il n'y a entre ces délirants et les neurasthéniques qu'une question de degré, aussi leurs troubles psychiques sont-ils certainement de même ordre pathogénique.

Si nous comparons les symptômes physiques des psychoses toxiques et des états neurasthéniques, nous trouvons dans l'un et dans l'autre cas : les troubles de l'appareil gastro-intestinal et des glandes annexes (langue saburrale, haleine fétide, inappétence, constipation, teint subictérique); la céphalalgie, les névralgies, l'insomnie; l'exagération des réflexes; les troubles de la sécrétion urinaire.

Et cela achève de compléter la ressemblance.

Pour nous résumer, nous dirons : qu'il existe dans la nosographie une série de troubles amenés par l'intoxication plus ou moins lente, et plus ou moins générale de l'organisme en général et du cerveau en particulier; allant des états neurasthéniques aux psychoses d'intoxication, en passant comme transition par la psychose polynévritique de Korsakoff; ces différentes affections sont conditionnées par l'hérédité, la vie antérieure des sujets, mais surtout par la lenteur plus ou moins grande de l'intoxication causale; ces différentes affections dépendent d'une même pathogénie et guérissent par une même thérapeutique : la désintoxication.

CHAPITRE IV

PATHOGÉNIE

Hippocrate montra déjà les rapports fréquents entre la folie et l'irritation de l'estomac ou de l'intestin. Galien, ce grand observateur, après avoir décrit le syndrome hypochondrie, pensait que la tristesse, la peur, les humeurs noires étaient les principaux symptômes cérébraux d'une maladie qui avait son siège dans le foie, la rate, l'estomac ou l'intestin.

Pinel, Ellis placèrent la cause principale des troubles cérébraux dans le tube digestif; Beau (1886) nota l'influence des dyspepsies sur les troubles nerveux, mais c'est surtout Germain Sée, Leven et le professeur Bouchard qui ont fait jouer, à l'estomac, un rôle pathogénique appuyé sur des faits. En Allemagne, Romberg, Schule, Jolly, Krafft-Ebing, Burkart, Ewald, Conrad Alt parlèrent dans le même sens.

Pendant que Lépine, Pommay, Schultz, Massalongo, Zacchi décrivent les épilepsies suites d'altération stomacale, que Bouchard indique la dilatation d'estomac comme cause de neurasthénie, Régis, Bessencourt, Rodriguez attirent l'attention sur le fonctionnement gastro-intestinal chez les aliénés.

Bock, Slasse, Weil et Dubois (1891), Mairet et Bosc (1892) cherchèrent ce que le coefficient urotoxique normal devient chez l'aliéné.

La recherche des ptomaïnes dans l'urine fut faite dans les affections morales par Marro qui suivait l'idée de Selmé, et par Ponchet. Marro, Rivaux, Loehk, Boeke, Slasse et Lailler recherchèrent l'acétone dans les diverses psychoses.

Régis, Chevalier-Lavaure, Gilbert-Ballet et Bordas, Roubinovitch confirmèrent les résultats obtenus dans la recherche des toxiques urinaires chez les aliénés.

Haig (1891) puis Warzachi firent des recherches sur l'urine des épileptiques, puis Deny et Chouppe, Feré, Voisin et Pérou, Voisin et Petit, Agostini (1896), Mairet et Vires (1897), Bosc (1898), avec des résultats contradictoires, il est vrai.

En même temps, on étudie la toxicité du sérum sanguin chez les aliénés et les épileptiques : ce furent d'Abundo (1892), Régis et Chevalier-Lavaure, Tarnier et Chambrelent, Voisin et Petit, Agostini (1896).

Cabetto, puis Queirolo, recherchèrent la toxicité de la sueur chez les épileptiques, Masetti, Agostini, Massalongo, Herter, Bircaldi, Bouveret et Devic, Cristiani, Thompsen, Bonardi, Pierre exposèrent des cas de chorée, d'épilepsie générale ou partielle, de neurasthénies, où était évidente l'auto-intoxication d'origine gastrique ou intestinale, sans autre cause pouvant expliquer ces maladies.

Comme on le voit, les recherches sur l'auto-intoxication dans les névroses et les psychoses ont été nombreuses et variées, et certes cette bibliographie est loin d'être complète.

Bien que Lambranzi, par exemple, trouve que puisque ces résultats sont contradictoires, ils ne prouvent rien en faveur de l'auto-intoxication, cause de psycho-névroses, nous sommes d'accord avec :

Régis et Chevalier-Lavaure, Thompsen, Allan Maclave, Hamilton, Nelson, Glippel, Vigouroux et Jacquelin, Séglas, Dawison, Deroubaux, Sollier et Duhem, A. Marie, pour affirmer que les psycho-névroses dites fonctionnelles ont pour principale cause l'auto-intoxication.

Rappelons d'abord avec Lambranzi : que « le système nerveux prend une part active et prépondérante dans la moindre auto-intoxication; au plus petit dérangement du tube digestif, au moindre embarras gastrique se produit de l'épuisement, de l'obtusion des sens, de la céphalée, des vertiges, de l'insomnie ».

Si nous examinons le tableau clinique que présentent nos neurasthéniques, nous voyons que le neurasthénique a peu ou beaucoup : la langue sale, l'haleine fétide, la céphalée, les vertiges, le manque d'appétit, des sensations anormales de l'estomac et de l'intestin, de la constipation, de l'amaigrissement, et, tous ces symptômes sont bien ceux de l'auto-intoxication en général.

Observons encore qu'à chaque exacerbation de l'état mental — excitation ou dépression — correspond, avant ou pendant, une aggravation des symptômes gastro-entériques.

Tout cela est d'observation banale et admis par tous les auteurs. La difficulté commence quand on veut interpréter les faits et quand on en cherche la genèse.

Si on récoltait et isolait du sang ou d'ailleurs les poisons qui pour nous sont les causes des neurasthénies, il se trouverait des observateurs pour dire que l'existence de ceux-ci n'est possible que par la maladie primitive de l'organe noble : le cerveau. Car, avouons-le, comme le dit Albert Deschamps : « Si quelques-uns d'entre nous se réclament de l'adage *nihil sine materia*, la plupart sont encore imprégnés du spiritualisme vague de la classe ; notre subconscient est spiritualiste ». Et cela nous empêche de juger impartialement.

En se tenant sur le terrain des faits, il est d'observation banale que nos pensées n'émanent pas d'une âme pure qui plane dans l'azur éthéré, mais qu'elles sont produites par un cerveau qui participe à la vie de tout notre organisme.

Comparons nos actions, nos pensées pendant une période de constipation ou de douleurs gastriques, durant le cours d'une cholémie, ou à l'état normal ; observons madame pendant et après ses menstrues, et constatons en toute humilité que ce ne sont ni les mêmes pensées ni les mêmes actions. C'est toujours Louis XIV avant ou pendant la fistule.

Nous admettons donc non seulement influence du physique sur le moral et réciproquement, mais encore union intime, complète, de l'un et de l'autre. Ceci posé, voyons les faits que nous avons observés et décrits et résumons-les.

L'ascendance de nos malades peut se figurer ainsi :

3 p. 100 d'aliénés, 6 p. 100 de dégénérés mentaux, 13 p. 100 d'émotifs et 80 p. 100 de ralentis de la nutrition. Nous nions donc ce que dit le savant professeur Régis « que dans la grande majorité des cas les neurasthéniques sont des dégénérés ». L'ascendance les prédispose donc à l'arthritisme.

Qu'est leur enfance? Une enquête longue

et minutieuse nous a montré qu'elle est la plupart du temps trop gâtée, entourée de trop de précautions, sevrée d'exercices physiques. Le résultat est qu'on trouve longtemps avant l'éclosion de leurs neurasthénies :

Vingt-deux fois les infections de l'enfance associées et particulièrement graves : scarlatine, rougeole, varicelle, oreillons, coqueluche, diphtérie.

Trente et une fois l'appendicite, 35 fois la fièvre typhoïde, 31 fois la grippe sérieuse, 4 fois la pneumonie grave, 2 fois l'impaludisme, 12 fois le rhumatisme articulaire aigu, 26 fois la tuberculose, 112 fois des maladies des voies digestives, 4 fois le diabète sucré, 48 fois des maladies des voies biliaires, 27 fois des affections du cœur, 25 fois la syphilis, 3 fois la gonorrhée.

Sur 17 neurasthénies féminines que Weir Mitchell a appelées neurasthénies de la garde-malade, 10 fois il existait d'autres causes d'intoxication (fièvre typhoïde, tuberculose, syphilis, maladies des voies digestives, 7 fois le surmenage et les émotions pénibles seuls; dans 38 cas, il y avait des troubles ou des lésions de l'appareil génital : 2 fois absence ou non établissement des règles, 18 fois métrite ancienne avec 14 déplacements de l'utérus, 3 fois polype ou fibrome utérin, 22 fois salpingo-ovarite et il est à noter que beaucoup de ces lésions s'ajoutent.

Enfin 27 fois nos malades (hommes et femmes) s'étaient surmenés nettement : surmenage accompagné de pertes d'argent, de parents ou d'êtres chers, et nous avons vu comment les physiologistes expliquent la fatigue : ils l'assimilent à l'empoisonnement.

Voilà donc 200 individus prédisposés par leur hérédité à s'intoxiquer, ce que l'éducation aurait pu corriger, mais ce qu'elle a au contraire aggravé par sa défectuosité, qui ont eu des maladies infectieuses en très grand nombre, souvent même plusieurs à la suite les unes des autres.

Étant donné qu'ils sont des ralentis de la nutrition, ils éprouvent souvent le besoin de remonter leur organisme défaillant avec des excitants variés : autre cause d'intoxication qui va s'ajouter à tant d'autres. Les neurasthéniques seraient bien volontiers des alcooliques, mais la plupart du temps leur mauvais estomac les empêche de boire du vin ; aussi préfèrent-ils généralement d'autres poisons encore plus dangereux : tabac, éther et même morphine.

L'éthéromanie est relativement assez rare chez les asthéniques ; nous l'avons rencontrée 3 fois, toujours parce que leur estomac est délicat et supporte mal ce poison.

La morphinomanie, bien qu'un peu plus fréquente (5 cas), à cause de son mode d'administration, par la peau, est relativement rare, ce qui prouve le peu de dégénérescence des asthéniques.

Il est certain que le tabagisme fait beaucoup plus de victimes (62 p. 100) parce que son action est moindre et peut se répéter plus longtemps sans grand dommage. Certes, c'est une toute petite intoxication, mais ajoutée à toutes celles que nous avons signalées, elle a bien aussi son importance.

On dira que la plupart des arthritiques sont des gens bien portants, que nous le sommes tous plus ou moins, que l'arthritisme n'est pas une diathèse d'intoxication suffisante pour, à l'occasion d'une grippe ou d'une fièvre typhoïde, faire des accidents aussi graves que ceux de la neurasthénie. Et on reprendra le mot de Charcot « ne devient pas neurasthénique qui veut » ; il y faut une prédisposition. Admettons, mais voici comment nous expliquons le mot et la chose.

Dans une communication à l'Académie des Sciences, le professeur Pierret donne l'exemple suivant : « Un homme meurt au cours d'une attaque d'apoplexie avec des phénomènes de paralysie; au lieu d'une hémorragie récente, on trouve un ancien foyer hémorragique, une gomme ou une cicatrice datant de plusieurs années, et la paralysie cependant comme l'apoplexie datent de deux jours à peine? Que s'est-il passé? Il y a simplement dans le cerveau un point faible ancien, et cependant les mouvements du corps sont assurés, mais par un moins grand nombre de cellules et de conducteurs nerveux. Et il est arrivé ce qui arriverait dans une machine, dont certaines pièces ne sont rivées que par un trop petit nombre d'écrous, elle marche quand même, puis un beau jour, pour un tout petit choc, tout s'arrête. »

Cette théorie des *rappels*, telle qu'elle est ingénieusement expliquée par le professeur Pierret, doit valoir pour expliquer la prédisposition de nos malades à faire des accidents neurasthéniques.

Ils sont disposés à s'intoxiquer, ils ont été intoxiqués lentement au cours des années par différentes maladies longues, rien n'est encore sensible pour l'œil non averti, mais que les individus se surmènent, c'est-à-dire augmentent brusquement leur intoxication, qu'ils aient une grippe, une émotion intense comme chacun de nous les supporte très bien, leur système nerveux fléchit et l'état neurasthénique est constitué.

Cela n'est pas fatal, inéluctable comme les accidents cérébraux chez les dégénérés, cela aurait pu être évité avec des précautions. L'intoxication ancienne se rappelle simplement à nous.

Comment la chose est-elle possible ? Comment nous l'expliquons-nous ? Par suite de leur hérédité, par suite de leurs mauvaises habitudes hygiéniques, par suite de toutes les maladies que nous avons constatées au cours de leur existence, ou du surmenage qu'ils ont subis, nos neurasthéniques ont dans leur organisme une grande quantité de poisons.

Pourquoi et comment ne les neutralisent-ils pas ?

L'organisme humain a une quadruple ligne de défense contre les poisons, et ceux-ci doivent les forcer avant de donner des accidents neurasthéniques. La première ligne de défense antitoxique est constituée par les cellules propres de l'organe atteint, cellules qui vont proliférer et s'hypertrophier pour mieux résister. L'hypertrophie cellulaire et l'augmentation de volume est le premier stade de tout organe qui lutte contre l'empoisonnement, à condition que celui-ci ne soit pas trop violent d'emblée, auquel cas la dégénérescence scléreuse ou graisseuse arrive très vite.

Mais cette étape est vite franchie et si l'organisme s'empoisonne plus complètement, le foie entre alors en jeu. Son rôle est des plus importants pour la neutralisation des poisons. S'il fonctionne bien, l'empoisonnement n'ira pas plus loin. Il s'hypertrophiera un peu temporairement. Le système nerveux sera sain et sauf.

Malheureusement, nos soi-disant névrosés naissent généralement avec un foie mal construit pour la lutte ; les générations successives de trop gros mangeurs, de buveurs d'habitude, de grands travailleurs feront du foie du jeune arthritique un organe faible qui ne pourra guère résister à l'attaque des poisons, et ceux-ci reviennent longtemps de suite à la charge.

Et si on veut bien considérer la liste des maladies qu'on rencontre le plus souvent chez les neurasthéniques, on verra que leurs toxines ont agi pendant des années. Le foie aura beau s'hypertrophier, dans les cas les plus favorables, le plus souvent il sera contraint de laisser passer les poisons sans les arrêter.

Nous constatons encore les résultats de cette lutte chez 48 (24 p. 100) de nos malades sous forme d'augmentation ou de diminution nette de volume du foie, d'indican ou d'urobiline dans l'urine, de couleur jaune du sérum sanguin. Actuellement ce rôle du foie comme défenseur de l'économie contre les infections et intoxications est admis par tout le monde. Mais le mécanisme de l'auto-protection organique était resté jusqu'à ces derniers temps à peu près ignoré.

Attribué d'abord à la cholestérine par Phisalix, puis Vincent, ce rôle est dévolu par les professeurs Gérard et Lemoine à des éthers-oxydes de la cholestérine, les lipoïdes biliaires (1), dont « l'action s'exerce de plusieurs façons mais repose avant tout sur ce fait que leurs propriétés sont surtout antihémolytiques, c'est-à-dire s'opposent aux diverses causes de destruction des globules sanguins ». « Ces substances antitoxiques sont solubles dans les corps gras, et entrent dans la constitution des lipoïdes, formées d'une partie grasse ser-

(1) GÉRARD et LEMOINE, *Tribune médicale*, 24 avril 1909.

vant de véhicule, et d'une partie active, les antitoxines. »

On doit considérer le foie comme centre d'élaboration des antitoxines de l'organisme. « La bile qui les contient et les solubilise va inonder l'intestin où elle se résorbe ; par cette voie les substances antitoxiques pénètrent dans les systèmes sanguin et lymphatique pour se diffuser dans tous les organes. Elles accomplissent cette migration sous la forme de lipoïdes et elles entrent dans la constitution des divers organes dont elles assurent la protection. »

Cette explication du mécanism par lequel cette fonction est exercée est plus rationnelle, nous semble-t-il, et plus en harmonie avec les derniers travaux étrangers sur l'action antitoxique des lipoïdes, que celle qui est donnée par Devamossy Zoltan.

Cet auteur croit que les poisons sont fixés, selon leur différente nature, par une des substances albuminoïdes de la cellule hépatique (albumine, globuline, nucléine, nucléo-albumine) et forme avec elle des combinaisons stables. Devamossy Zoltan ajoute : « Naturellement il est probable que ces substances ainsi fixées et combinées, sont ensuite transformées en produits inoffensifs dans le métabolisme cellulaire ultérieur, ou éliminées par la bile, ou versées lentement dans la circulation, de sorte qu'elles n'apportent aucun dommage à l'organisme. »

Cette théorie de Devamossy n'est pas, nous le répétons, conforme aux conclusions qui résultent des recherches faites sur l'action non seulement antitoxique, mais encore bactéricide des lipoïdes des organes et, de fait, Roger n'a-t-il pas démontré que le foie a une fonction protectrice assez énergique contre plusieurs micro-organismes, comme celui du charbon, celui de la tuberculose, le staphylocoque, etc. Cet organe a donc une action bactéricide qui ne peut être attribuée qu'aux corps lipoïdes localisés dans son tissu.

En troisième lieu, les poisons rencontreront une troisième ligne de défense qui, celle-là, va les arrêter longtemps, celle des glandes à sécrétion interne.

« L'auto-intoxication résulte de mécanismes complexes, dont les sécrétions internes sont les facteurs cardinaux, par les modifications qu'elles apportent au milieu intérieur », dit Laignel-Lavastine (1) dans son très beau rapport sur cette importante question.

En effet, si les rapports des glandes parathyroïdes, thyroïdes, hypophysaire, ovariques, séminales avec le système nerveux sont encore obscurs, on peut dire que les maladies de ces glandes sont des causes certaines de maladies cérébrales ou nerveuses.

Des troubles psychiques ont été con-

(1) Laignel-Lavastine, *Congrès de Dijon*, 1908. Rapport.

statés dans l'hyperthyroïdie aussi bien que dans l'hypothyroïdie ; les rapports des fonctions nerveuses avec les fonctions parathyroïdiennes sont certains. Les maladies de l'hypophyse engendrent l'aboulie, l'asthénie, de l'hypochondrie où de la mélancolie. L'hyperépinéphrie donne incontestablement l'aboulie, l'asthénie, la tristesse. Enfin la quasi-constance d'un état mental particulier aux jeunes filles à l'époque de la puberté paraît bien être en rapport avec l'éclosion de la fonction ovarienne; de plus, la nature toxique des troubles nerveux menstruels ne saurait être niée, et l'expérience a démontré cette toxicité spéciale chez les animaux.

L'adynamie des neurasthéniques dépend pour nous de l'empoisonnement plus ou moins durable et plus ou moins intense du système nerveux ou plutôt des cellules nerveuses par les liquides organiques qui les baignent.

On conçoit donc qu'une insuffisance

fonctionnelle des glandes à sécrétion interne, dont le rôle est antitoxique et neutralisant ait une importance considérable sur l'établissement ou non du syndrome neurasthénique.

Léopold Lévi et H. de Rothschild (1) ont depuis longtemps étudié cette question et ils s'expriment ainsi :

« Tantôt le trouble glandulaire survenant dans l'enfance retentit sur le développement de l'organisme entier ou du cerveau. Tantôt ce trouble est compatible avec un fonctionnement relatif de l'organisme, tantôt il est massif, soudain et se trouve la cause des psychoses toxiques. » Le professeur Régis, tout en disant que le rapport de causalité entre les troubles glandulaires et les troubles psychiques, n'est pas certain, dit cependant qu'il est probable.

Et quand Grasset fait remarquer « qu'à

(1) *Discussion du Congrès de Dijon*, 1908.

côté des troubles psychiques et nerveux dans les maladies glandulaires, il y a certainement beaucoup plus de troubles glandulaires, conséquences des maladies psychiques » nous répondrons que la preuve thérapeutique de notre théorie est faite journellement; et que l'épreuve du traitement représente certainement le principal critérium, à condition que son action soit : immédiate, toujours efficace et transforme absolument le malade. Ce qui est le cas pour Léopold Lévi (1 et 2), Claude (3) et pour nous-même.

Nous pensons donc qu'on doit admettre l'insuffisance glandulaire dans certaines neurasthénies, et nous en donnons un grand nombre d'exemples dans le chapitre étiologie. Léopold Lévi et H. de Roth-

(1) Léopold Lévi et H. de Rothschild, Neurasthénie thyroïdienne, *Rev. neurolog.*, XV, 1907.

(2) Léopold Lévi, *Congrès des neurologistes*, XVIIe sess., vol. II.

(3) Claude, *Communication au Congrès de Dijon.*

schild (1) en donnent de nombreux exemples également, mais le cas le plus probant, parce qu'il réalise les conditions d'une expérience sur l'homme, est celui d'Acchioté (2), qui, à la suite d'une application trop prolongée de rayons X sur la région du cou, voit se produire un état légèrement myxœdémateux, profondément neurasthénique, accompagné de rhumatisme déformant : le tout cédant au traitement thyroïdien.

Claisse (3), Ballet (4), Zulger (5) se sont occupés de cette question et arrivent à des conclusions pas très éloignées des nôtres.

Laignel-Lavastine rapporte le cas d'un neurasthénique du professeur Joffroy, guéri par Dufour et Rogues de Fursac par l'opothérapie.

(1) *Loc. cit.*

(2) Acchioté, *Rev. neurolog.*, XV, 1908.

(3) Claisse, *Opothérapie thyroïdienne dans cert. dystrophies.*

(4) Ballet, *Soc. méd. des hôp.*, 1899.

(5) Zulger, *Congrès de Vienne*, 1908.

Sollier et Chartier citent 9 observations dans lesquelles les accidents nerveux, la plupart asthéniques, étaient sous la dépendance d'insuffisance ovarienne ou hypophysaire et ont été guéris par l'opothérapie.

Maurice Dide et Perrin de la Touche, d'après sept ans d'expériences microscopiques, constatent que le maximum de lésions glandulaires se voit dans les maladies toxiques.

Lundborg admet pour expliquer la myasthénie un trouble des glandes parathyroïdes : pour lui la tétanie, la myoclonie, la myotonie, la maladie de Parkinson, l'asthénie grave font partie du même groupe et résultent d'une auto-intoxication. Chvostek a cherché à préciser dans un mémoire la conception de Lundborg et il adopte sa théorie.

H. Claude et Blanchetière démontrent, par de patients calculs, l'existence d'un trouble général de la nutrition chez les asthéniques; ces modifications dans les échanges ne pouvant être considérées que comme la traduction d'un trouble qui produit leur affection, trouble qu'on peut légitimement attribuer à une perturbation des glandes à sécrétion interne.

Enfin Boudoin (1), rapportant deux cas de myasthénie grave dont l'un suivi d'autopsie, dit qu'ils ne sont que « la traduction d'une irritation lente et chronique du muscle, vraisemblablement sous l'influence d'une substance toxique endogène par viciation des sécrétions internes ».

Un grand nombre d'auteurs — et cette bibliographie est très incomplète — voient donc dans l'insuffisance glandulaire la cause de certains états neurasthéniques. Nous partageons tout à fait cette manière de voir.

Mais cette barrière antitoxique une fois franchie, les poisons de l'organisme vont encore rencontrer une dernière défense :

(1) Boudoin, Thèse de Paris, 1909.

ce sont les cellules cérébrales elles-mêmes.

En 1898, Wassermann et Takaki (1) montrent que la moelle et le cerveau d'animaux sains mélangés à la toxine tétanique immunisent les souris contre cette toxine.

Du reste, Courmont, Doyon et Babès avaient antérieurement mis en évidence la fixation du virus tétanique par les cellules nerveuses, et bientôt Ehrlich prouve que le virus tétanique peut être atténué par la substance nerveuse, au point qu'il ne donne plus que des secousses cloniques.

A. Marie fait voir qu'il s'agit, dans ces expériences, d'une action d'arrêt du poison par la cellule cérébrale (2). Vidal et Nobécourt (3) refont ces expériences en

(1) Wassermann et Takaki, *Berliner klinische Wochenschrift*, janv. 1898.

(2) A. Marie, *Annales de l'Institut Pasteur*, juin 1898.

(3) Vidal et Nobécourt, *Soc. méd. des hôpitaux*, oct. 1908.

substituant la strychnine à la tétanotoxine et arrivent au même résultat.

En effet, MM. Tiffeneau et A. Marie (1) ont cherché, sans résultat, à isoler la substance qui intervient pour les 9/10 environ dans le pouvoir neutralisant du cerveau sur la tétanotoxine et qu'ils considèrent comme étant de nature albuminoïde.

D'après ces auteurs, cette substance est thermolabile et perd, dès la température de 56°, son pouvoir neutralisant; la matière cérébrale qui a été chauffée à cette température a conservé seulement la faible action neutralisante due au protagon, substance thermostable. Elle ne passe pas dans les solutions alcalines ou salines (c'est-à-dire chlorurées), tout au moins en conservant sa spécificité; elle perd ses propriétés dissolvantes au contact des solvants organiques, alcool, éther, etc. La

(1) M. Tiffeneau et Marie, *Annales de l'Institut Pasteur*, août 1908.

dessiccation dans le vide, produisant des effets semblables, paraît donc agir de la même façon, vraisemblablement par un processus de coagulation ou de dissociation.

Vis-à-vis d'une diastase protéohydrolytique comme la papaïne, cette substance neutralisante se comporte à la façon des albuminoïdes; on savait d'ailleurs que l'autolyse du tissu nerveux entraînait la suppression de son pouvoir neutralisant.

Son action sur la toxine tétanique, ajoutent MM. Tiffeneau et Marie, nous apparaît comme une neutralisation; on peut, en effet, du mélange neutre atoxique, régénérer le poison, en faisant intervenir divers agents tels que le vide, la papaïne ou l'éther, précisément les mêmes agents qui enlèvent à la substance cérébrale ses propriétés neutralisantes. Ni la cholestérine, ni les lécithines n'ont d'action neutralisante sur la toxine. La choline et la névrine agissent comme alcalis, non spécifiquement. Les acides et les bases n'exercent pas d'action neutralisante, mais détruisent la tétanotoxine.

Contrairement aux conclusions de A. Marie et Tiffeneau, les recherches de Dette et Seylet, de Cernovodeanu et Victor Henri ont montré que cette antitétanolysine était un lipoïde. Le cerveau contient donc une grande quantité de lipoïdes puissamment antitoxiques et en plus des expériences de Wassermann et Takaki qui prouvent la réalité de l'action neutralisante du cerveau vis-à-vis du poison tétanique, nous citerons les travaux de Remperer et de Schefelewsky (1). Ces derniers ont montré que l'émulsion cérébrale neutralisait le poison du botulisme.

Bélonowski (2) a publié aussi des faits de neutralisation du poison des araignées (arachnolysine) par l'émulsion de matière cérébrale. Il y a plus encore : en 1908, Ta-

(1) *Zeitschrift f. Hygiene*, t. XXII, p. 263, 1896.
(2) *Biochemie Zeitschrift*, t. III, p. 95.

kaki (1) vient de déclarer que la substance cérébrale desséchée abandonne à l'alcool un produit susceptible de fixer le poison tétanique; le résidu cérébral ainsi épuisé à l'alcool perd alors toute propriété antitoxique.

Dautwitz et Landsteiner (2), puis Iscovesco (3) ont surabondamment prouvé l'existence de lipoïdes puissamment antihémolytiques. Les poisons en arrivant au cerveau vont rencontrer ces lipoïdes défenseurs qui vont s'efforcer de les neutraliser, et ce n'est qu'après leur victoire que la neurasthénie s'installera durable.

C'est en partant de ces expériences que nous avons préparé (4 et 5) « à l'aide de cervelles d'animaux (porcs, moutons) des-

(1) *Beiträge chemic. Physiolog. und Pathologie*, 1908.

(2) Dautwitz et Landsteiner, *Hofmeister Beitrage*, vol. IX.

(3) Iscovesco, *C. R. Soc. de biologie*, vol. LXIV.

(4) Maurice Page, *Presse médicale*, 21 juillet 1909.

(5) Maurice Page, *Communication à l'Académie*, 30 mars 1909.

séchées puis épuisées à l'éther sec, un extrait que, après dissolution dans une huile stérile, nous avons injecté comme substance antitoxique aux animaux intoxiqués d'abord, aux malades neurasthéniques ensuite.

Nous avons relaté dans un précédent travail les résultats thérapeutiques remarquables que nous avons obtenus et que nous pouvons résumer ainsi :

1° Il y a dans le cerveau une antitoxine spéciale à cet organe qu'on peut isoler par un procédé que nous avons indiqué.

2° Cette substance est une antitoxine dont l'action se manifeste par une augmentation de la pression artérielle, une hyperphosphaturie, puis une diminution des éthers sulfo-conjugués et de l'indican, enfin une augmentation de la force et du poids.

3° L'injection sous-cutanée quotidienne de cette antitoxine améliore un grand nombre de maladies nerveuses et en guérit d'autres plus radicalement, plus sûrement et en moitié moins de temps que toutes les autres médications. »

Tous les neurasthéniques sont donc des intoxiqués, ils le sont par leur estomac, par leur intestin, leur foie, leur cœur, leurs reins; ils le sont très vite parce qu'ils ne neutralisent plus ces poisons, qui bientôt viendront empoisonner leurs cellules cérébrales. Et on ne peut pas tirer argument de ce fait que tous les intoxiqués ne deviennent pas des neurasthéniques.

En effet, quand un homme, sain jusque-là, s'empoisonne avec du plomb, de la morphine, de l'alcool et que ces poisons développent une névrose ou une psychose, personne ne conteste que ces poisons exogènes ne soient la cause de la maladie nerveuse ou mentale, et cependant tous les hommes qui en absorbent et longtemps et en grande quantité sont loin d'en avoir une maladie nerveuse.

Nous admettons donc, puisque tous les neurasthéniques sont des intoxiqués, que c'est l'intoxication de leur cerveau qui est la cause de leurs accidents nerveux.

Certains diront peut-être que la maladie nerveuse primitive est la cause de l'auto-intoxication, qui ne sera, elle, que secondaire. Mais alors, qu'est-ce qui aurait produit la maladie nerveuse? l'hérédité. Nous avons montré quel rôle elle joue. L'éducation est déjà beaucoup plus importante, mais nous avons montré comment elle agit. Les maladies de l'enfance, de l'adolescence auront pour nous le rôle essentiel, surtout s'il s'y joint des préoccupations, des ennuis, du surmenage. Le cerveau ne jouant qu'un office de répartiteur, d'accumulateur ne crée donc rien de lui-même. Il subit passivement les conséquences de toutes les maladies de l'organisme.

« On pense mal parce qu'on vit mal. »

CHAPITRE V

TRAITEMENT

Un premier point essentiel, primordial. il n'y a pas une thérapeutique de la neurasthénie puisqu'il n'y a pas une neurasthénie-maladie, mais des états neurasthéniques qui varient avec toutes les causes diverses d'intoxication du système nerveux. Ici plus que partout ailleurs, « il n'y aura pas une maladie mais des malades ».

Ainsi que l'a fort bien dit Alb. Deschamps (1), « la thérapeutique des asthéniques sera étiologique d'abord, pathogénique ensuite, énergétique toujours ».

Il faudra donc avant tout chercher avec

(1) A. Deschamps, *les Maladies de l'énergie*, 1908.

soin la ou les causes. Nous avons déjà insisté sur la patience, la persévérance qu'il faudra pour examiner le malade ; il sera nécessaire de l'étudier à fond, de scruter son histoire, celle de sa famille ; de le palper, de l'ausculter, d'analyser son urine, son sang, son suc gastrique, ses matières; de le voir vivre, penser, agir. Tout cela pour dépister la ou les causes — car elles se superposent généralement — de la maladie nerveuse. Tant qu'on n'aura pas ce fil conducteur on n'aura rien fait et on n'arrivera pas à démêler ce fouillis qu'est un état neurasthénique.

Disons qu'on y arrive généralement en se donnant souvent beaucoup de mal. C'est à cette cause qu'il faudra d'abord s'attaquer. Le sujet est-il hyper ou hypochlorhydrique, entéritique, hépatique, cardiaque, tuberculeux, artério-scléreux, diabétique, etc ?

Est-ce une conséquence ou une cause de sa maladie nerveuse actuelle ?

Une fois l'observation bien prise et les symptômes bien observés, il faut faire le départ entre les symptômes de l'état neurasthénique actuel et ce qu'on croit ou ce qu'on suppose être la cause, qui seule donnera une ligne directrice au traitement.

Prenons un exemple. Un malade présente les signes cliniques suivants : d'abord les symptômes pathognomoniques de l'asthénie, plus ou moins accentués : céphalée avec exacerbations matinales ; adynamie, impuissance génésique sur laquelle le patient insiste et revient continuellement ; troubles gastro-intestinaux (pesanteurs et gonflement après les repas, renvois, constipation, langue sale) ; teint subictérique ; cicatrice d'appendicectomie sur la peau du ventre ; palpitations angoissantes à certains moments ; réflexes exagérés. La maladie dure depuis cinq ans, elle a commencé soi-disant après la perte d'un enfant. Pas de syphilis.

C'est là le tableau habituel d'un neurasthénique. Comment et pourquoi l'est-il devenu ? Il est d'une famille d'arthritiques, de ralentis; il a eu la fièvre typhoïde à 13 ans ; ensuite des accidents d'appendicite qu'on a dû opérer quand il avait 17 ans; il a toujours eu la langue sale et a toujours été un constipé, ainsi d'ailleurs, ajoute-t-il, que toute sa famille. Il n'a commencé à souffrir de son estomac que depuis 4 ans; il a suivi beaucoup de traitements et de régimes, aux eaux et ailleurs. Il désespère de guérir son intestin.

L'analyse des urines montre du scatol en grande quantité, de l'indicanurie ; celle des matières, des débris alimentaires non digérés, des glaires, des boules dures.

La genèse de cet état neurasthénique a dû être : constipation, entérite, congestion légère du foie, gastrite, etc.

Il faudra donc instituer un régime alimentaire approprié, faire masser régulièrement l'intestin, le foie et l'estomac ;

mettre une compresse humide en permanence sur le ventre, etc.; en un mot, lutter d'abord contre ce qui semble avoir été la cause de l'état actuel.

On le voit, il importe toujours par le régime, l'hygiène, certaines médications, même certains médicaments au besoin — oh ! les indispensables, bien entendu — de combattre la cause de la maladie présente.

S'il y a de la gonorrhée, il faut la tarir ; de la métrite, la soigner ; si le foie fonctionne mal, le traiter ; en un mot, ne pas laisser derrière soi une épine, qui a causé et entretient la maladie nerveuse, sans l'enlever.

Cela n'empêchera pas de suivre les règles générales que nous allons tracer maintenant, mais cela pourra et devra les faire varier et graduer suivant les cas ; car, nous le répétons, il faudra toujours avoir présent à l'esprit la ou les causes de l'état neurasthénique actuel.

L'asthénie, l'adynamie, souvent les fatigues causées par des essais infructueux de distractions variées, commandent avant tout le repos ; nous voulons dire le repos physique aussi bien que le repos moral.

Cela peut varier de l'alitement absolu dans la demi-obscurité pendant des semaines, jusqu'à douze heures de lit par nuit et trois ou quatre heures de chaise longue dans la journée. En principe, pas de visite, pas de lettre ; qu'il ne soit pas question de la famille ni des affaires : le neurasthénique doit faire tous ses efforts pour oublier tout et pour mener une vie strictement végétative.

Aucun effort de volonté ; ne pas se forcer à agir comme on le recommande trop souvent. Pourquoi vouloir que ce malheureux dont les neurones obéissent mal, parce qu'ils baignent dans des toxines variées, fassent un travail plus considérable que celui qu'on demanderait à un homme normal? Il ne faut pas oublier en effet qu'au travail normal cérébral s'ajouterait l'effort à faire « pour se servir d'un outil rouillé ».

Le médecin doit profiter de cette première période de repos pour bien étudier son malade et lui faire la thérapeutique étiologique qui doit dominer le traitement.

Le médecin doit se borner à consoler, à calmer les craintes exagérées de son patient, à gagner sa confiance. Ces premiers entretiens sont très importants pour le médecin et pour le malade.

Je suis d'ailleurs disposé à admettre avec M. de Fleury, avec A. Deschamps qu'il est bon d'avoir été soi-même un neurasthénique pour bien soigner ce genre de malades. « Quiconque, en effet, les juge ennuyeux, doit s'occuper d'autre chose, dit très justement M. de Fleury (1). »

(1) M. de Fleury, *les Grands Symptômes neurasthéniques*.

Mais cela ne veut pas dire qu'il faut leur faire des sermons à tort et à travers. Il faut surtout savoir écouter.

Nous avons créé le mot « psychothérapie » récemment, et certains médecins qui l'emploient avec un grand P, s'imaginent avoir inventé la chose. Mais depuis qu'il y a des médecins, et il y a quelques lustres de cela, ils ont fait de la psychothérapie même en soignant une angine ou un anthrax.

Remonter le moral d'un malade par de bonnes paroles est vieux comme le monde, c'est une simple charité par l'entourage, c'est un devoir pour le médecin. Certains d'entre nous, les sentimentaux, les impressionnables, réussissent mieux que les autres, mais tous y essaient.

C'est la preuve indéniable qu'une parole d'encouragement, un mot d'espoir sont utiles. Dans les neurasthénies, maladies où le pessimisme est si profond, le *tædium vitæ* si intense, les bonnes paroles sont encore plus utiles que dans toutes autres. Et il serait véritablement inhumain de refuser cet émollient, cet adoucissement à des maux vraiment terribles — n'en déplaise aux railleurs.

Il faut bien en effet savoir que le trou noir de la neurasthénie, dont on n'aperçoit une issue que pour quelques secondes, à la vue du médecin, donne une sensation affreuse. Le médecin doit donc être dans ses paroles « patient, bon, pitoyable, compréhensif, sincère et simple (1) ».

Nous nous rallions tout à fait aux conseils de Dutil (2) :

« Les médecins qui, dans la thérapeutique des états neurasthéniques, placent au premier rang le traitement psychothérapique, soutiennent une sage doctrine ; mais il faut se méfier d'exagérer cette in-

(1) AL. DESCHAMPS, *loc. cit.*

(2) DUTIL, in *Traité de pathologie mentale*. Paris, 1903.

fluence du moral sur le physique, éviter les systèmes trop absolus, les généralisations excessives. »

Mais on a voulu faire de la psychothérapie une véritable panacée. Certains ont même écrit des volumes sur cet agent thérapeutique et sur la manière de s'en servir (1 et 2). Il est vrai que celui qui l'a le plus prôné ne fait même pas le diagnostic des maladies qu'il traite ainsi, prétendant que c'est besogne inutile.

Or, rappelons-nous la définition de l'hystérie, telle que l'a donnée Babinski (3) : « trouble psychique amené par suggestion, guérissable par persuasion », nous aurons déjà tout le lot des pithiatiques qui bénéficiera de cette thérapeutique. Joignons-y le groupe nombreux des gens qui suivent

(1) Dubois, *les Psychonévroses et leur traitement moral*, 1904.

(2) Camus et Pagniez, *Isolement et Psychothérapie*, 1904.

(3) *Soc. de neurologie*, 1906.

la mode, des snobs qui font tout ce qu'il est chic de faire, surtout au delà des monts — et qui ne sont que des fatigués ; nous aurons ainsi classé les gens, qui reviendront guéris de cette Thébaïde.

Quant aux neurasthéniques vrais, ils n'ont aucun profit à attendre de cette thérapeutique unique.

Ah! si on joint à la psychothérapie le repos au lit et certains régimes alimentaires (cure de lait, cure de pâtes, etc.), on obtiendra déjà des résultats chez les neurasthéniques vrais. Mais alors on ne peut plus attribuer légitimement ces succès à la psychothérapie seule, et nous n'hésitons pas à dire que les psychothérapeutes font de la désintoxication sans le savoir, ou sans le dire, et que c'est à elle qu'ils doivent leurs succès.

Pour Dubois, on est neurasthénique comme on est lunatique ou emporté ; c'est un défaut, on comprend qu'il prêche « l'éducation de soi-même ». C'est presque un péché, comme pour M. Hilty, de Berne (1), qui conseille « une sincère élévation de l'âme qui opère la guérison du dedans au dehors ». M. Hilty conseille d'ailleurs certains établissements de Suisse où la thérapeutique par la prière est exclusivement pratiquée. C'est là certainement la vraie psychothérapie, reste à savoir les résultats obtenus chez les vrais asthéniques.

Nous conseillons à titre de curiosité psychothérapique la lecture du livre de Mary Baker Eddy (2), qui a fondé la « Christian Science, » secte qui possède un journal, *The Christian Science Sentinel*, et dont un pontife donne des consultations tous les jours dans un grand hôtel de Paris. On y lit des phrases comme celles-ci : « Surtout ne recourez pas aux médecins, car ils croient à l'électricité et aux remèdes plus qu'en la

(1) Hilty, *la Neurasthénie*. Berne, Wyss, 1898.

(2) M. Baker Eddy, *Science and Health*. Boston, Armstrong, 1904.

Parole » ou « pour guérir une inflammation, dissoudre une tumeur ou guérir une maladie organique, j'ai toujours trouvé que la confiance en Dieu était plus importante que tous les remèdes ».

Il n'est pas pour surprendre qu'avec la pathogénie que nous proposons pour les neurasthénies, nous nions l'efficacité de la psychothérapie seule contre ces affections. Mais nous voyons que ceux qui la prônent : ou bien y joignent d'autres moyens, qu'ils jugent utiles puisqu'ils les emploient, ou bien guérissent ainsi des malades qui ne sont pas des neurasthéniques.

D'ailleurs, nous avons essayé de ce moyen avant de le condamner. Nous avons échoué. Après avoir assuré aux malades que leur adynamie, leur insomnie, leurs troubles gastro-intestinaux passeront avec du temps et de la bonne volonté, il faut bien voir que « ça ne passe pas », au contraire. La persuasion, qui est une arme merveilleuse contre l'hystérie, fait long feu dans les états neurasthéniques, parce qu'ils sont l'indice d'une souffrance physique réelle de l'organisme.

On pense bien que si la psychothérapie pure, la persuasion échouent contre les vrais états neurasthéniques, parce que ces états ne sont pas amenés, comme le pithiatisme, par « un affaiblissement de synthèse psychologique » et conséquemment par une grande suggestibilité, les procédés qui n'agissent qu'en accentuant cette suggestibilité : nous voulons parler de l'hypnotisme et de ses succédanés, suggestion pendant le sommeil ou à l'état de veille, échouent lamentablement.

Logiquement, il devait en être ainsi ; pratiquement, tous les essais que nous avons faits ou fait faire, nous ont confirmé dans cette manière de voir :

Le médecin qui entreprend la cure d'un neurasthénique doit faire appel à toute sa science et à tout son sens cliniques, il doit avoir l'habitude de manier les nerveux, mais il a besoin surtout d'être un bon médecin général. Ses recherches et sa thérapeutique devant porter aussi bien sur le système nerveux que sur les organes génitaux, l'appareil circulatoire, le tube digestif et l'appareil respiratoire, il doit avoir l'expérience des maladies de toute sorte.

D'autant plus que le neurasthénique, le plus souvent intelligent et instruit, mais toujours méfiant, ombrageux, craintif, n'accorde sa confiance que difficilement. Quand il vient consulter, il a déjà fait le tour des différents cabinets des princes de la science, visité les pires charlatans et même les somnambules ; il a avalé et plus ou moins digéré des livres de médecine, des prospectus de pharmacie, des articles de dictionnaire, des racontars de portière.

Et il ne s'est arrêté à aucun conseil à cause de sa continuelle méfiance. Vous pensez s'il surveille les moindres gestes du médecin, s'il juge et critique ses moindres paroles, s'il observe et compare de quelle façon on l'examine.

De cette première entrevue naît ou non la confiance entre le malade et le médecin. « Le malade, s'il se sent compris, s'il est convaincu qu'il a en face de lui un médecin connaissant non seulement sa maladie, mais s'intéressant à ses souffrances, et désireux de mettre un terme à ses angoisses, de lui redonner la quiétude, s'empressera de suivre ponctuellement le traitement qui lui aura été prescrit. »

Deux craintes hantent particulièrement et le plus souvent les neurasthéniques : celle d'être un incurable, celle d'avoir une lésion. Incurable, qui ne se croirait pas tel à sa place, puisqu'il a essayé de tout et qu'il souffre toujours autant, sinon plus. Il ne se rend pas compte que c'est cette instabilité, ce manque de confiance et de persévérance qui est la cause de ses échecs. Aussi a-t-il besoin d'être empoigné d'abord, soulagé très vite ensuite, pour persister en un traitement.

Quant à la lésion, où que son imagination la place, il la sent, il la touche, il en est aussi sûr que possible à cause d'auteurs mal lus, d'écrits mal interprétés, de symptômes mal observés ou mieux de certaines paroles imprudentes des médecins qu'il a consultés.

Il faut donc écouter longuement, patiemment les doléances du malade; quoi qu'on en pense, il faut en laisser couler le flot; il faut pratiquer longuement et minutieusement l'examen physique du sujet sans omettre aucun appareil, et une fois sa religion à peu près éclairée, ne pas craindre de montrer au patient la ou les causes de son état, la marche de la maladie, lui expliquer le mécanisme de la thérapeutique et ce qu'on en attend.

Convaincu soi-même, il faut convaincre le malade. Ce résultat acquis, la partie est gagnée, je veux dire la confiance obtenue ; la thérapeutique aura le temps de faire son œuvre avant qu'elle ait diminué.

Les raisons qui militent en faveur de l'isolement des neurasthéniques sont au nombre de deux principales. La première est la nécessité de soustraire le malade à sa vie ordinaire toujours antihygiénique, et de lui faire cesser ses occupations qui sont une fatigue pour lui.

Sous prétexte de distraire le malheureux asthénique, indifférent à tout sauf à son mal, ses parents et ses amis le forcent à aller au théâtre, à se coucher tard, à voyager. Outre qu'il ne goûte pas du tout ces soi-disant distractions, elles ne peuvent que le plonger plus dans des pensées tristes parce qu'il n'en sent ni l'agrément ni l'efficacité.

Et puis, dans une bonne intention, c'est entendu, les parents, les amis, jusqu'aux domestiques mêmes, a fait remarquer quelqu'un, chacun donne son petit conseil, fait de la psychothérapie à sa manière et la vie du patient devient intolérable.

« On ne sait pas assez tout le mal que peut faire à un asthénique un entourage maladroit ou malveillant», dit avec justesse Albert Deschamps qui a dit de si bonnes choses sur ces malades.

Bienheureux quand on ne se moque pas de son impuissance à vivre d'une vie normale, quand on ne fait pas des gorges chaudes de ses petites singularités, et quand les gens qui ont de l'autorité sur le malade ne le forcent pas à agir.

Une deuxième raison qui fait qu'on ne peut pas bien soigner un vrai neurasthénique dans son milieu familial, c'est qu'en outre de la paix et du repos, l'asthénique a besoin de soins particuliers, qu'on ne trouve que dans une maison de santé spéciale pour ce genre de malades.

Le home-sanatorium ou l'isolement chez soi, n'est qu'un leurre souvent ou, s'il est trop rigoureux, c'est la solitude, et en tout cas, cela ne répond pas à la deuxième condition du traitement de l'asthénique : les soins spéciaux dont il a besoin : repos, conversations fréquentes avec le médecin et médications diverses par les agents physiques.

Quand nous parlions tout à l'heure de vie végétative, c'était un idéal, qu'il ne faut pas cependant exagérer. On ne peut laisser un malheureux, qui n'a que trop tendance à penser à son mal, toute la journée, replié sur lui-même. Il faut distraire son esprit. Nous recommandons particulièrement la lecture des livres de géographie, de récits de voyages ou de romans d'aventures. A petites doses, d'abord, bien entendu.

Surtout pas de littérature contemporaine : l'asthénique est déjà trop disposé à se regarder vivre et penser, à étudier son propre état d'âme, son propre moi dont il parle sans cesse. Il faut lui interdire radicalement ces lectures, qui lui donneraient l'exemple de l'introspection.

Et puis, il y a vraiment trop de pathologie et surtout de pathologie nerveuse dans les romans contemporains.

Entre deux séances de chaise longue, à l'air dans un beau pays, une courte promenade, faite d'un bon pas sera excellente. La durée en sera, bien évidemment réglée sur les forces et le cas particulier du malade, par le médecin lui-même.

La bicyclette, le tennis, les sports, en général, doivent être défendus au début de la cure de l'asthénique.

Nous faisons faire volontiers, même aux malades très adynamiques un quart d'heure, puis une demi-heure par jour de gymnastique passive avec appareils ou à la main. La gymnastique active doit être réservée, comme le sport, pour la fin de la maladie, quand le malade aura repris 4 ou 5 kilogrammes de poids et des forces suffisantes.

Je suis tout à fait partisan de l'hydrothérapie dans la thérapeutique des neurasthénies.

Les indications de l'hydrothérapie seront toujours réglées suivant chaque cas particulier. Il faut tâter la sensibilité et la réaction de chaque malade. En général, on peut débuter par une douche écossaise : 40 secondes de jet chaud à 37°, par exemple, 10 secondes de jet froid à 15° environ ; la douche froide, au début, doit être réservée pour les individus très robustes, à réaction suffisante. La douche doit être donnée le matin vers 9 heures.

Le soir, vers 5 heures, si on peut, on donnera une douche écossaise encore ou une douche tiède, en arrosoir, longue de deux ou trois minutes de durée. Si le malade dort mal, et quel que soit le cas, on peut dire que c'est la règle, la douche tiède le fera souvent dormir. Sinon, nous donnons volontiers le bain tiède à 28° ou 29° assez prolongé (une demi-heure ou trois quarts d'heure).

Ces pratiques si simples réussissent souvent à faire obtenir le sommeil ou du moins à faire cesser l'énervement au lit.

En cas d'insomnie complète, nous pratiquons le maillot humide ou le drap mouillé, le soir, vers 9 heures et demie. Le malade, roulé dans le drap mouillé, par exemple, restera ainsi trois quarts d'heure ou une heure, au lit, dans l'obscurité, si possible ; il s'y assoupit généralement, même s'il était très excité. Après un essuyage rapide, il se remet au lit.

Il est extrêmement rare que ces moyens, répétés avec patience, faits avec persuasion, n'amènent pas un sommeil régulier. En cas de non-réussite, il faut savoir attendre et persévérer. Chez les rhumatisants, ou les malades atteints d'algies diverses, nous pratiquons volontiers la douche d'Aix ou massage sous l'eau chaude. Faite avec précaution et suivant chaque tempérament, elle enlève vite les topoalgies neurasthéniques. Le bain de pieds ou le bain de siège, chaud ou froid, fait en se mettant au lit est un moyen simple qui réussit souvent.

L'électrothérapie doit être conseillée. Bien maniée, elle peut généralement s'appliquer à tous les cas ; sous forme d'électrisation statique d'une durée de cinq à vingt-cinq minutes, faite avec ou sans effluves, avec ou sans étincellage, elle calme et tonifie et est généralement recherchée du malade — qu'elle peut hypo ou hypertoniser suivant la façon dont elle est appliquée.

Dans le cas où la franklinisation ne réussit pas, où le malade se plaint d'insomnie rebelle, la galvanisation du front, sous 2 ou 3 milliampères avec pôle positif aux lombes, faite dix ou quinze minutes, donne le résultat attendu.

Pour les algiques, les étincelles de haute fréquence leur enlèvent généralement leurs douleurs ; le bain de lumière assez court, qu'on arrête au commencement de la sudation est un bon antinévralgique.

La darsonvalisation est formellement

indiquée chez les hypertendus qu'elle calme bien et dont elle aide à éliminer les toxines; elle se pratique dans la cage de d'Arsonval ou sur le lit condensateur, dont l'action est peut-être plus intense.

Les bains de lumière agissent de deux façons : par la lumière même, et dans ce cas, suivant les indications particulières à chaque malade, il sera bon de pratiquer les bains de lumière colorée, en ne les prolongeant pas au delà d'une demi-heure; par la chaleur, et cela sera surtout applicable aux algiques, rhumatisants, obèses, et grands ralentis de la nutrition.

Le massage est une médication, dont il faut savoir user pour traiter les asthéniques. Comme pour l'électricité, pour l'hydrothérapie, pour la gymnastique, pour tout en somme, il ne faut pas être systématique, mais c'est une médication généralement utile dont il faut savoir les indications.

Sous forme de frictions sèches ou alcooliques, pratiquées le matin, au saut du lit, c'est un excellent tonique; sous forme d'effleurage ou de léger pétrissage général avant la douche, c'est un excellent désintoxiquant; sous forme de pétrissage plus fort, fait sous l'eau ou non, c'est un calmant et un anesthésiant des douleurs; sous forme enfin de massage local (ventre, estomac, foie, cœur) c'est une gymnastique excellente pour les parties qu'il atteint.

La gymnastique, nous l'avons dit, ne doit être faite qu'avec précaution. Passive, nous la faisons faire généralement même au début du traitement; plus tard, elle peut être pratiquée et est toujours indiquée, pendant toute la cure, sous la forme de gymnastique respiratoire.

Elle ne doit jamais être une cause de fatigue pour le patient : telle est la règle absolue pour celui qui l'applique.

La dromothérapie ou course en flexion, mise en honneur par Burlureaux, peut être excellente, mais à petites doses et toujours sans fatigue. Elle est une très bonne façon de faire une gymnastique rationnelle au grand air, de décrasser l'organisme, de le désintoxiquer. Nous en recommandons l'emploi surveillé.

La thérapeutique vibratoire, qui a eu son heure de succès, mérite de ne pas être abandonnée : en particulier, le massage vibratoire de la tête, préconisé par Charcot, par Gilles de la Tourette, est un excellent sédatif et anesthésiant, surtout contre la céphalée.

Le réglage de la nutrition, du mode d'alimentation, du régime alimentaire en un mot, est une chose d'autant plus difficile et délicate, que la grande majorité des neurasthéniques ont des troubles digestifs, souvent graves, qui même ont été parfois la grande cause de leurs maux actuels.

C'est l'analyse des selles, des urines, du chimisme stomacal même, qui peut seulement vous fixer à cet égard.

Le régime alimentaire doit être strictement individuel et on ne peut donner qu'une règle générale très élastique.

L'idéal serait la suralimentation, comme le préconisait Weir Mitchell : car il est nécessaire que le malade acquière vite des forces; en pratique, cela varie à l'infini, d'après la façon dont digèrent les malades. L'essentiel n'est pas de prendre beaucoup de nourriture, l'essentiel est d'en digérer beaucoup.

Nous n'ajouterons donc pas un régime alimentaire à tous ceux qu'on a préconisés dans cette affection. Nous connaissons 17 régimes alimentaires auxquels les auteurs ont donné leur nom. Nous nous contenterons de dire qu'il doit y en avoir autant que de malades ; c'est au médecin à faire œuvre scientifique et à le régler suivant les opportunités.

La règle qui doit présider à l'institution du régime alimentaire est : de faire acquérir aux malades le plus de forces possible, en les désintoxiquant si on peut.

Étant donné l'importance des troubles gastro-intestinaux dans l'étiologie, dans la genèse, dans la pathogénie des neurasthénies, ensuite dans leur symptomatologie il faudra mettre tous ses soins à désintoxiquer le tube digestif de ces malades.

« Le gros intestin est le réservoir des déchets de notre nourriture, ceux-ci y stagnent pendant un temps assez long pour qu'ils s'y putréfient. Or les produits de cette putréfaction sont souvent très nuisibles à la santé. Il s'agit ici de la résorption de produits nuisibles, élaborés par les microbes du gros intestin (1). »

Nous avons vu que Bouchard (2) a attiré l'attention sur ces empoisonnements ve-

(1) Élie Metchnikoff, *Études sur la nature humaine*, 1903.

(2) Bouchard, *Leçons sur les auto-intoxications*, 1887.

nant de notre tube digestif, que Huchard (1) y a insisté dans l'étiologie de l'artério-sclérose ou de neurasthénie.

« L'intestin de l'homme nourrit une quantité immense de bactéries, qui, d'après les dernières recherches de Strassbürger (2), s'élève à 128.000.000.000.000 par jour. Ces microbes peu nombreux dans les parties du tube intestinal qui digèrent les aliments, sont en grande quantité dans le gros intestin, c'est-à-dire dans la partie inférieure qui sert à emmagasiner les déchets de la nourriture. Les restes des aliments non digérés, auxquels s'ajoutent les sécrétions muqueuses, constituent un milieu favorable pour la pullulation des microbes. Ainsi, la tierce partie des déjections humaines est constituée par la flore microbienne; celle-ci étant d'ailleurs très variée et contenant un grand nombre

(1) HUCHARD, *Traité des maladies du cœur*, 1899.

(2) STRASSBURGER, *Zeitschrift für klin. Medicin*, 1902.

d'espèces, parmi lesquelles on rencontre des bacilles, des cocci, et toutes sortes d'autres microbes (1). »

Chez l'individu sain, les putréfactions ne se produisent pas ; chez l'enfant ou l'adulte malades les microbes putréfiants se multiplient très abondamment et sécrètent des alcaloïdes, des acides gras, des toxines, produits qui irritent la paroi intestinale.

Les recherches de Bienstock (2), de Tissier (3) et Martelly, ont prouvé que ce sont certaines espèces microbiennes qui empêchent la putréfaction du lait, et ont déterminé quelles sont ces espèces microbiennes : les bacilles paralactiques, qui produisent une grande quantité d'acide qui a une action retardante, puis empêchante contre les microbes de la putréfaction.

(1) E. Metchnikoff, *loc. cit.*

(2) Bienstock, *Archiv für Hygiene*, 1902.

(3) Tissier et Martelly, *Annales de l'Institut Pasteur*, 1902.

L'expérience a prouvé que les antiseptiques intestinaux : bétol, benzonaphtol, salicylate de bismuth, ac. salicylique, borax naphtol, etc., n'ont aucune action réelle contre les fermentations intestinales et les auto-intoxications qui en résultent.

Seul l'acide lactique arrête souvent certaines diarrhées, par l'acidité qu'il amène dans le milieu intestinal où ne peuvent pas pousser, dans ces conditions, les microbes putréfiants.

Nous appliquons depuis cinq ans la méthode de Tissier, méthode de transformation de la flore intestinale telle qu'il l'a indiquée dans sa communication à la Société de Biologie (février 1905). Dans tous les cas de paresse intestinale, d'atonie, d'infection ancienne de l'intestin cette méthode nous a donné des résultats remarquables et nous en recommandons l'emploi.

En 1906, nous avons déjà publié (1) les

(1) MAURICE PAGE, Troubles digestifs et troubles nerveux. *Bulletin médical*, déc. 1906.

résultats que nous avait donnés cette méthode chez 85 malades nerveux de catégorie diverse (neurasthéniques, hystériques, mélancoliques, confus). Nous avions établi dans les matières excrétées normales un rapport entre les formes cocciennes ou cocco-bacillaires et les formes bacillaires, puis ce même rapport pour chacun de nos malades, enfin nous étudiâmes les changements dans les termes de ce rapport au cours du traitement.

Leurs selles furent trouvées anormales d'aspect, fétides, dures ou en crottes de lapin; 13 avaient une réaction nettement alcaline, une neutre, une seule acide; chez tous le rapport $\frac{\text{cocci}}{\text{bacteria}}$ était différent du chiffre normal moyen $\frac{10}{100}$.

« Treize sur 15 de nos malades ont guéri complètement de tous leurs symptômes physiques et psychiques, au bout d'un temps moyen de 4 mois et demi. Un quatorzième atteint de psychose toxi-infectieuse grave (obs. IX), s'est amélioré considérablement, au point de vue mental, à la suite de la guérison de son entérite. Enfin chez une quinzième (obs. XIII), nous avons complètement échoué. »

Depuis lors, nous avons souvent suivi cette méthode ou d'autres analogues ayant le même but : transformation de la flore bactérienne de l'intestin, et nous continuerons à dire ce que nous écrivions il y a quatre ans :

« En guérissant les troubles digestifs des névrosés et des neurasthéniques nous avons vu disparaître en même temps leurs troubles mentaux ou psychiques, d'une façon beaucoup plus nette et plus rapide qu'en ne soignant que leur névrose ou leur état neurasthénique ».

On remarquera que, jusqu'à présent, il n'a guère été question de médicaments dans cet ouvrage; pour une excellente raison : nous en proscrivons l'usage autant que la chose est possible : ils augmentent les troubles de l'estomac ou de l'intestin, sont sans action sur l'affection qui nous occupe, ils sont généralement inutiles et peuvent être nuisibles.

Les hypnotiques n'agissent pas ou abrutissent ou détraquent ; ils n'ont en tout cas aucune action sur la cause du mal ; ils sont à rejeter tout à fait. Les toniques n'ont jamais tonifié personne et ont certainement beaucoup fait de mal. Les seuls médicaments actifs que nous connaissons et employons sont ceux qui aident à désintoxiquer l'organisme en général et si possible le système nerveux.

D'après ce que nous avons vu en étudiant la pathogénie des états asthéniques, les seuls antitoxiques généraux rationnels sont : les extraits de glandes à sécrétion interne. On sait les heureux résultats qu'ils ont donné entre les mains d'H. de Rotschild et de Léopold Lévi ; tout le bien qu'en ont dit les neurologistes au Congrès de Dijon de 1908. Chaque fois que nous pouvons les employer, nous le faisons volontiers et nous en obtenons grand bénéfice : les succès que comptent l'extrait ovarique, le liquide spermatique, l'extrait thyroïdien, l'extrait de capsules surrénales sont nombreux. Nous préconisons surtout, étant donné l'obscurité qui règne encore sur cette chimie organothérapique : les associations d'extraits.

Nous recommandons de les employer en injections hypodermiques chaque fois qu'on le peut : bonne méthode pour ménager la muqueuse stomacale.

Pour lutter contre l'intoxication toujours et aussi parce que dans ces états toxiques il y a rétention des liquides, nous recommandons à nos malades de boire beaucoup — chaque fois que la chose est possible. — De préférence nous conseillons les diurétiques : solution de lactose à 40 p. 1000, eau de Vittel, ou d'Evian, lait, képhir ; si on ne peut pas les donner aux repas, on les donnera dans l'intervalle et de préférence le soir en se couchant ou le matin au réveil avant toute alimentation.

Chez beaucoup nous avons obtenu d'excellents résultats d'un mélange de lait et d'eau de Vittel sucré avec 15 ou 20 grammes de lactose dont on absorbe la moitié — un quart de litre — le matin au réveil ou dans la nuit, et un autre quart de litre le soir en se couchant, vers 10 heures.

Les différents liquides employés en injections hypodermiques dans un but de désintoxication doivent l'être suivant des indications précises, et en connaissance de cause. C'est encore ici une affaire de tâtonnements suivant le degré d'intoxication de l'individu.

Le sérum de Hayem nous a donné les résultats les plus favorables en cas d'intoxication forte et intense ; le sérum de Chéron, celui de M. de Fleury sont excellents, à petites doses (10 grammes par exemple) répétées tous les deux jours ; le sérum phosphaté de Robin a de bonnes cures à son actif ; le sérum de Trüneseck répond à une indication précise.

L'opothérapie sous forme de liquide testiculaire, de macération de substance grise, les injections de cacodylates, de strychnine sont bonnes, mais aucune injection ne nous a jusqu'à présent donné de résultats aussi favorables, comme celle de l'antitoxine cérébrale, que nous préparons avec la cervelle de porc desséchée reprise par l'éther et dissoute dans l'huile stérile, antitoxine dont nous avons communiqué les résultats à l'Académie (1), parce qu'aucune médication ne répond comme celle-ci à l'indication très nette de désintoxiquer le système nerveux en mettant dans le courant sanguin les lipoïdes hémolysants, qui servent précisément à cette neutralisation.

Pour que cette thérapeutique par les

(1) Communication à l'Académie de médecine, 30 mars 1909.

injections hypodermiques soit faite à bon escient, il faut comme le recommande M. de Fleury, je crois, avoir toujours le sphygmomanomètre à la main et nous ajouterons toujours le tube à analyses d'urine, car il faut pouvoir augmenter, cesser, changer suivant les réactions souvent très rapides des malades.

Pour résumer nos idées sur la thérapeuthique des neurasthéniques nous dirons qu'il y en a autant que de patients, qu'elle ne peut donc pas être unique ; que pour répondre à notre desideratum étiologique et pathogénique elle doit surtout être *antitoxique.*

Les résultats que cette thérapeutique causale d'abord, antitoxique toujours nous a donnés dans plus de 200 observations, nous autorisent à la proclamer la plus sûre de toutes, et cela est logique.

CHAPITRE VI

PROPHYLAXIE

Il nous faut dire quelques mots de la prophylaxie, car c'est une question sur laquelle le médecin est assez souvent consulté.

Deux cas se présentent : le malade guéri de son asthénie a peur de retomber et vous demande quelles précautions il doit prendre pour éviter une récidive. Ou bien avertis un père ou un parent vous interroge pour savoir la manière d'en préserver sa famille.

C'est une erreur de croire que l'individu qui a été neurasthénique ne sera jamais aussi bien qu'auparavant, ne peut plus se livrer à un travail sérieux, seulement il y a la manière. Le travail cérébral sera possible à la condition de ne pas être excessif, d'être coupé par des intervalles de repos, d'être accompagné d'exercices physiques suffisants.

Beaucoup de grands travailleurs, dont on connaît bien la manière de vivre, nous ont montré ce qu'on pouvait produire sans se surmener. On cite Darwin, Zola, Auber, Legouvé, etc., qui ont su entrecouper leur travail par le repos et l'exercice physique et dont les œuvres sont cependant considérables. Mais il ne faut pas vouloir mener la vie mondaine en plus et dîner chaque soir en ville. Le malade une fois guéri doit s'efforcer de mener la « vie simple ».

Donc, pas de surmenage, suffisamment d'exercice physique, une hygiène alimentaire surveillée sont les préceptes nécessaires pour ne pas retomber.

Nous avons vu quelle ascendance ont généralement les neurasthéniques et que ce n'est pas celle qu'ont l'habitude d'indiquer les auteurs, qui voient la névrose partout : ceci acquiert une grande importance pour la prophylaxie de ces états chez les jeunes enfants.

La prophylaxie des états neurasthéniques n'est pas celle des névropathies, elle est celle de toutes les maladies venues par intoxication lente, celle des maladies dues au ralentissement de la nutrition, celle de l'arthritisme souvent.

C'est assez dire que nous ne croyons pas qu'une fatalité irrémédiable et inéluctable pèse sur ceux qui deviendront asthéniques un jour : l'éducation pourrait ou aurait pu parfaitement leur éviter des accidents de cette nature.

L'enquête que nous avons faite sur les troubles digestifs, les précédant de loin, et cause principale, pour nous, des états neurasthéniques, montre l'importance de l'alimentation pour le nouveau-né. Qu'on ne s'étonne pas de nous voir remonter *ab ovo* ; combien de jeunes enfants auraient évité l'entéro-colite, s'ils avaient été nourris au sein, ainsi qu'il est normal. Tissier, Combe, Metchnikoff, nous-même avons prouvé que l'alimentation naturelle est la seule bonne : la flore intestinale du nouveau-né ne reste normale que par l'alimentation au lait de femme. Il faut donc, de toute nécessité, que toutes les mères nourrissent leurs enfants.

Outre que c'est la meilleure façon de ne pas les perdre avant un an, nous dirons que c'est aussi celle de ne pas les voir devenir neurasthéniques plus tard.

Une fois la flore intestinale bien poussée, solidement établie par l'alimentation lactée normale pendant un an, il faut l'entretenir : jusqu'à cinq ou six ans le jeune enfant ne devra pas boire de vin, ni manger de viande, il devra rester complètement végétarien.

C'est là le meilleur préservatif contre les maladies stomacales, la constipation, les maladies du foie, l'appendicite, causes les plus fréquentes des états neurasthéniques et même de la fameuse neurasthénie constitutionnelle que nous n'admettons que comme neurasthénie du jeune âge.

L'éducation morale doit commencer à la naissance. Ceci peut sembler paradoxal. Rien n'est plus facile que de donner à l'enfant des habitudes régulières dès ce moment. Or généralement c'est le nouveau-né qui prend et impose les siennes, par ses cris. Il faut que la mère sache bien que « ce qu'on peut obtenir dès la naissance est l'indice certain de ce que pourra l'éducation plus tard », et qu'elle montre de la fermeté tout de suite.

Quand son intelligence s'éveille, que l'enfant ne soit pas mêlé à la vie commune ; dès qu'il parle, on le fatigue de questions ; on provoque les siennes ; on l'exhibe comme un phénomène. C'est une erreur. L'habitude anglaise de la nursery, de l'endroit écarté où l'enfant pousse loin du bruit et du monde est tout à fait à recommander.

L'intelligence de l'enfant est plutôt à modérer, à tempérer qu'à développer très vite.

L'enfant a besoin de jouer avec des enfants de son âge. Si on l'élève trop avec soi, on l'habitue à ne pas jouer, à ne pas courir. On marche avec lui et on lui parle gravement comme à un ami, ce n'est pas cela ; à moins de courir, de gambader, de crier comme lui et avec lui, il ne s'amuse pas, et il est triste. Fernand Lagrange a écrit de fort bonnes choses sur cette nécessité pour les enfants du jeu en plein air et en commun ; sur « la gaieté du corps qui entretient celle de l'enfant » ; ses conseils sont à suivre.

Pour maintenir une bonne santé physique et mentale — l'un ne va pas sans l'autre — l'enfant doit prendre de bonne heure l'habitude d'un exercice régulier à l'air ; en plus du jeu (courses, barres, balles, etc.), qu'il fasse dix minutes chaque jour de gymnastique respiratoire suivi d'un bain ou d'un tub. L'ablution quotidienne, à grande eau, chaude ou froide, est à pratiquer dès la toute petite enfance; le jeune homme et l'homme la pratiqueront ensuite sans effort.

« En Angleterre, dit Taine, les enfants ressemblent aux arbres d'un jardin anglais, chez nous aux charmilles tondues et alignées de Versailles. » C'est là le grave défaut de l'éducation française pour l'individu, disposé par hérédité à s'intoxiquer. En attendant que « le lycée ne soit plus une boîte de pierres, où on entre par un seul trou muni d'une grille et d'un portier », il faudra s'efforcer de faire pratiquer à l'enfant puis au jeune homme, les exercices physiques en plein air et les sports.

Entre la bicyclette, le tennis, la rame, la natation, l'escrime, on peut choisir et varier. Que les parents veillent à ce que leurs enfants ne restent pas le nez sur un livre ouvert sous prétexte de travailler, qu'ils l'envoient plutôt jouer, s'amuser, avec des petits amis, qu'ils lui fassent voir beaucoup d'amis, qu'ils provoquent ces réunions de jeunes gens mais qu'ils les surveillent et surtout qu'ils les choisissent ; qu'ils écartent avec soin de ses fréquentations : les impulsifs, les bizarres, les menteurs, les paresseux, « les nerveux ».

Si l'enfant dort mal, est agité, se montre nerveux, il faut consulter le médecin et suivre ses conseils, même s'il pense qu'il faut cesser les études et envoyer l'enfant aux champs, pour qu'il y respire et s'y développe.

Les conseils que nous donnons sembleront bien généraux sans doute, et ils reviennent à dire qu'il faut tout faire pour fortifier l'enfant physiquement, lui faire suivre une hygiène alimentaire sévère, lui éviter les infections à cause de leurs séquelles et les auto-intoxications, qui sont les causes des états neurasthéniques.

La prophylaxie des états asthéniques, comme leur thérapeutique, sera antitoxique.

CHAPITRE VII

CONCLUSIONS

Si nous avons réussi à convaincre les médecins : que pour des raisons étiologiques, pathogéniques, pathologiques et thérapeutiques, les neurasthéniques ou déprimés du système nerveux ne sont en somme que des intoxiqués, si nous avons bien prouvé que l'intoxication domine toute l'histoire des états neurasthéniques, nous sommes peut-être en mesure de réunir ces états neurasthéniques en un tout pour en former une maladie.

En effet, sans la cause, pas de maladie ; mais nous croyons pouvoir avancer : que la cause des états neurasthéniques est une intoxication générale d'abord, qui envahit le système nerveux ensuite.

C'est ce que nous avons essayé de prouver dans ce volume; dans le cas où nous y serions parvenus, nous pourrons dire: les états neurasthéniques ne sont que les symptômes de la dépression nerveuse ; la neurasthénie est une « maladie produite par l'intoxication lente de l'organisme, puis du système nerveux, qui se manifeste par les symptômes physiques et psychiques de la dépression nerveuse ».

TABLE DES MATIÈRES

2575. — Tours, imprimerie E. ARRAULT et Cie.

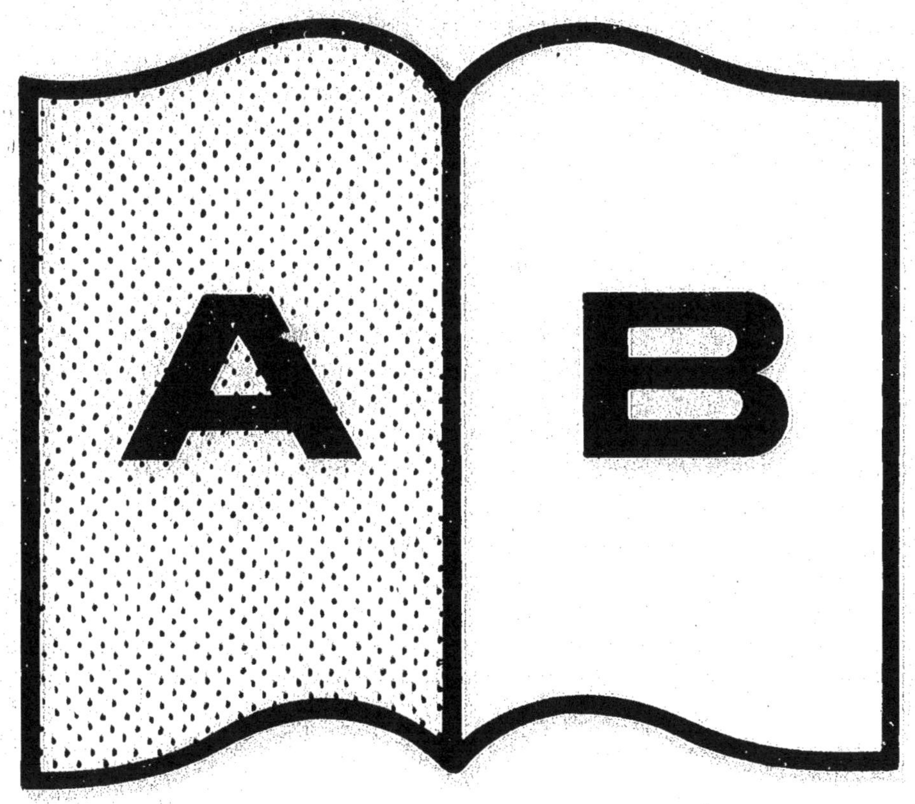

Contraste insuffisant

NF Z 43-120-14

www.ingramcontent.com/pod-product-compliance
Ingram Content Group UK Ltd.
Pitfield, Milton Keynes, MK11 3LW, UK
UKHW021103230726
13926UKWH00004B/1995

9 782016 117668